神経心理学コレクション

シリーズ編集
山鳥　重
河村　満
池田　学

ジャクソンの神経心理学

山鳥　重
前 東北大学大学院教授

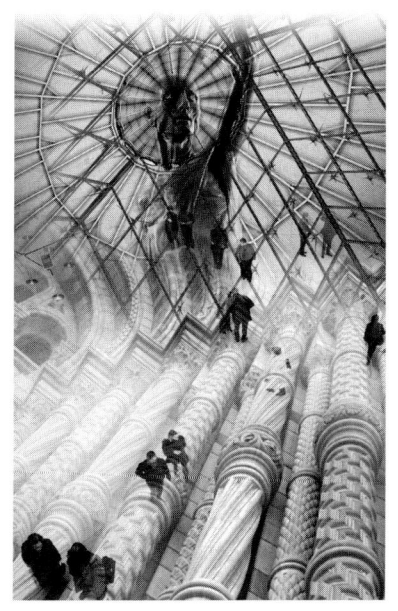

医学書院

〈神経心理学コレクション〉
ジャクソンの神経心理学

発　行	2014 年 5 月 15 日　第 1 版第 1 刷Ⓒ
著　者	山鳥　重 やまどり　あつし
発行者	株式会社　医学書院 　　代表取締役　金原　優 　　〒113-8719　東京都文京区本郷 1-28-23 　　電話 03-3817-5600（社内案内）

印刷・製本　日経印刷

本書の複製権・翻訳権・上映権・譲渡権・公衆送信権（送信可能化権を含む）
は(株)医学書院が保有します．

ISBN978-4-260-01977-4

本書を無断で複製する行為（複写，スキャン，デジタルデータ化など）は，「私
的使用のための複製」など著作権法上の限られた例外を除き禁じられています．
大学，病院，診療所，企業などにおいて，業務上使用する目的（診療，研究活
動を含む）で上記の行為を行うことは，その使用範囲が内部的であっても，私
的使用には該当せず，違法です．また私的使用に該当する場合であっても，代
行業者等の第三者に依頼して上記の行為を行うことは違法となります．

JCOPY　〈(社)出版者著作権管理機構　委託出版物〉
本書の無断複写は著作権法上での例外を除き禁じられています．
複写される場合は，そのつど事前に，(社)出版者著作権管理機構
（電話 03-3513-6969，FAX 03-3513-6979，info@jcopy.or.jp）の
許諾を得てください．

*「神経心理学コレクション」は株式会社医学書院の登録商標です．

はじめに

　John Hughlings Jackson(1835-1911)(図)は英国の神経医で，眼底鏡による乳頭浮腫の診断，コレアなど不随意運動の病態，てんかん発作の病態，あるいは脳損傷時の心理過程の障害など，広範囲の領域で多くの業績を残した．特に，中枢神経系の構造を進化の過程の表現ととらえ，中枢神経系疾患の現す症候をその進化構造の解体の表れととらえた力動的疾病論で名高い．英国では同国神経学の父と仰がれている．

　本書の目的は Jackson が神経進化論と神経解体論を土台に展開した中枢神経疾患起源の心理的諸症候の発生メカニズムについての理論をできるだけわかりやすい形で紹介することにある．

　Jackson の活躍した時代の学術論文は現代のように形式が整っていなかっただけでなく，彼の論文の多くが講演のために準備されたもの(あるいは講演後にまとめられたもの)なので，論点が整理されているとは言いがたいところがある．いろんな論文に同じことが繰り返されていたり，話の途中で，突然別の主題が挿入されたりして結構読みにくい．
　読みにくいのだが，難解というのとは少し違う．思想自体は見事に明晰なのである．言いたいことははっきりしているのだが，当時としては全く新しいことを主題にしていたせいもあって，お前の言うことは理解できないとそっぽを向かれてしまうこともしばしばだったらしい．そういう相手にすらわかってもらおうと努力したために，余計表現がくどくなったのではないかと思われる節がある．

　Jackson は晩年になって，自分が積み重ねてきたことを系統的にまとめた本を書きたいと願うようになっていたらしい．あちこちに散らばって書

iv　はじめに

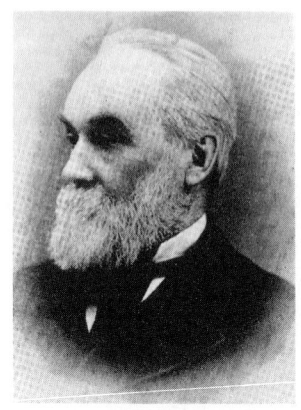

図　John Hughlings Jackson（1835-1911）の肖像と署名

いてきたものをひとつにまとめるのは自分にしかできないのだから頑張ろうと思ったようだ．しかし，健康が許さなかったのだろう，残念ながら実現はしなかった．わが国でも有名な米国の内科医 William Osler（1849-1919）への手紙にそういう気持ちが吐露されている（Fragments, 1925）．もし，彼自身の手になる系統的な構成をもつ著書が出版されていたならば，彼の理論はもっと受け入れられたのではなかろうか，と残念な気持ちである．

　Jackson の真価はその考え方，つまり哲学にある．
　彼の神経学は古いが，彼の神経哲学は古くない．没後 100 年以上を経ても，まだまっさらだとさえ筆者には思われる．われわれ神経心理学的分野に関わる人間は，みんな心理過程の異常と神経機能の異常を結び付けようとして四苦八苦するのだが，なかなかすっきりとはいかない．ひとつの神

経心理症候の発症メカニズムについて，ありとある仮説が提出される。新しい仮説が提唱されるたびに，われわれはそのモデルに飛びつく。別の仮説が出されると，またそのモデルに乗り換える。

なぜそうなるのか？　心理と神経の関には越え難い溝が存在するからである。しかも，この溝をどうみるかについて，誰もまともには教えてくれない。

Jacksonはまさにこの問題への対処の仕方を教えてくれた稀な人である。臨床的事実のあれこれの正しさや誤りでなく，臨床的事実にどう立ち向かえばよいのか，という方法論を提示してくれている。神経心理学というわけのわからない領域でうろうろしているわれわれにとってはかけがえのない案内人なのである。ぜひ，こうした案内人がいたことを知ってほしい。名前だけでなく，何をどう案内してくれたのかも知ってほしい，というのが筆者の願いである。

Jacksonに賛成してもらえるかどうか全く自信はないが，彼の理論をできるだけわかりやすく解きほぐすため，彼が論じ続けた問題を主要テーマごとに切り離し，それぞれに1章をあてた。ひとつの章だけを読んでいただいても，そのテーマについては，だいたいのJacksonの思想が理解できるように，章ごとに内容が完結するように心がけた。このため，章をまたいでは，他の章と内容が重複している部分がある。何回同じことを書くのだ，と言う読者の非難が聞こえてきそうな気がするが，ご了承をいただきたい。

誤訳や誤解も多いのではないかと恐れている。疑問に思われる点については，ぜひ原著にあたってその真偽を確かめてほしい。できるだけ原著の目的部分に到達しやすいように，細かく引用ページを示しておいた。

読んでいただくに際して，もっとも注意してほしいのは用語である。Jacksonは神経過程を表現する用語と心理過程を表現する用語を厳密に区別した。用語の区別がないと，両者はあっという間にこんがらがってわけがわからなくなってしまう。また，19世紀の彼が使った用語と，21世紀

のわが国で定着している用語とは，たとえ同じ単語であっても，同じ意味を担っているとは言いがたいところがあるので，なるべく彼の用語法に合うように筆者が勝手な訳語を作ったものがある。そのつど断っているので，この点も注意して読んでいただきたい。

　Jacksonは宝の山である。何を掘り出すかは読者に委ねられている。神経心理学，神経内科学，神経精神医学，精神医学，リハビリ医学，臨床心理学，あるいは脳科学など専門分野を問わず，心理現象を相手にしている者ならば誰であっても，彼の思想は必ずどこかで何かの役に立つはずである。

　本書の題名を『ジャクソンの神経心理学』とした。彼が目指したのは，まさに神経と心理の相関の解明であった。当時，神経心理学という言葉はまだ誕生していないが，本書の題名としたい。

　すでにわが国には，失行研究の大先達，秋元波留夫(1906-2007)による優れたジャクソンの紹介書『ジャクソン　神経系の進化と解体』がある(創造出版，2000)。屋上屋を架す愚を犯したのではないかとささか心配である。併せてお読みいただきたい。

　末筆ながら，紙面をお借りして，手に入りにくいJacksonの『Neurological Fragments』のコピーをご恵与くださった畏友，河村満昭和大学教授に感謝の意を表します。

　本書で参照したJacksonの論文は，そのほとんどを1931年と1932年刊行のJackson選集〔James Taylor, Gordon Holmes, F.M.R. Walshe(eds) : Selected Writings of John Hughlings Jackson, Volume I, Hodder and Stoughton, London, 1931；同 Volume II, 1932〕に拠ったので，同じ引用元の反復を避けるため，選集からの引用については，選集IをSW I，選集IIをSW IIとし，その次にページ数，最後に論文が最初に掲載された年を示した。たとえば，「SW I : 84, 1887」は，ジャクソン選集第1巻84ページからの引用で，もともとは1887年

に発表されたものであることを示す。

　もう1つは1925年刊行のJackson神経学断片(Neurological Fragments by J. Hughlings Jackson, Oxford University Press, 1925)からのもので，こちらはFragmentsとした．たとえば「Fragments：102-107, 1894」は，神経学断片102-107ページからの引用で，もともとは1894年に発表されたものである．

　これ以外のものからの引用は他の著者と同様，その都度示している．

　文献欄に示したもののうち，括弧で括ったものは著者が見ていないものだが，読者の便のために載せておく．

2014年4月

山鳥　重

■文献
1) Jackson JH：The special edition of Neurological Fragments by J. Hughlings Jackson, The Classics of Medicine Library, 1993, p25. 原本：Oxford University Press, 1925
2) 秋元波留夫(訳編)：ジャクソン 神経系の進化と解体. 創造出版, 2000.

目次

はじめに……………………………………………………………… iii

第 1 章　神経の働きと心の働きの関係………………………… 1
 第 1 節　神経・心理共存の原則………………………………… 1
 第 2 節　Spencer の影響………………………………………… 4
 第 3 節　心理学と形態学・解剖学・生理学の違い…………… 6
 第 4 節　心理用語と神経用語の使い分け……………………… 7
 第 5 節　Jackson 以後の共存論………………………………… 11

第 2 章　中枢神経系の進化論…………………………………… 17
 第 1 節　神経系の進化…………………………………………… 17
 第 2 節　進化の実際―運動過程………………………………… 23
 第 3 節　進化の実際―感覚過程………………………………… 30
 第 4 節　最高位中枢の構造……………………………………… 31
 第 5 節　最高位中枢における神経過程の局在………………… 36
 第 6 節　大脳二重表現の原則…………………………………… 38
 第 7 節　後世への影響…………………………………………… 41

第 3 章　中枢神経系の解体論…………………………………… 45
 第 1 節　Spencer の影響………………………………………… 45
 第 2 節　中枢神経系の解体の原理……………………………… 46
 第 3 節　最高位中枢の解体の原理……………………………… 48

第 4 節　局所性解体と均一性解体……………………………… 49
第 5 節　解体の諸条件とその症候発現への影響………………… 51
第 6 節　解体される機能と残存機能の力動関係………………… 52
第 7 節　後世への影響……………………………………………… 54

第 4 章　陰性症候と陽性症候 …………………………………… 57

第 1 節　神経疾患の症候は二重…………………………………… 57
第 2 節　陰性・陽性要素それぞれの 2 側面……………………… 60
第 3 節　解体状態に陥った病者の 2 側面………………………… 62
第 4 節　陰性・陽性症候論前史…………………………………… 63
第 5 節　後世への影響……………………………………………… 64

第 5 章　意識 ………………………………………………………… 67

第 1 節　意識とは何か……………………………………………… 67
第 2 節　主体意識…………………………………………………… 70
第 3 節　客体意識…………………………………………………… 72
第 4 節　主体意識と客体意識の関係……………………………… 74
第 5 節　自己意識…………………………………………………… 77
第 6 節　後世への影響……………………………………………… 78

第 6 章　言語とその異常 …………………………………………… 81

第 1 節　言語関連の Jackson 用語入門…………………………… 81
第 2 節　言語障害の 3 段階………………………………………… 91
第 3 節　陳述障害にみられる症候………………………………… 95
第 4 節　陳述喪失の大脳基盤……………………………………… 99
第 5 節　Jackson と Broca………………………………………… 104

第 6 節　Jackson の陳述障害以外の言語障害への言及 ……………… 107
　　第 7 節　シンボル（象徴）論 ……………………………………………… 109
　　第 8 節　後世への影響 …………………………………………………… 112

第 7 章　知覚とその異常 ………………………………………………… 119
　　第 1 節　知覚・観念・心像 ……………………………………………… 119
　　第 2 節　レンガを見る …………………………………………………… 122
　　第 3 節　レンガに触る …………………………………………………… 125
　　第 4 節　失知覚 …………………………………………………………… 126
　　第 5 節　後世への影響 …………………………………………………… 133

第 8 章　行為とその異常 ………………………………………………… 137
　　第 1 節　運動とアクション ……………………………………………… 137
　　第 2 節　パントマイム（身振り表現） …………………………………… 139
　　第 3 節　意図性行為障害の諸相 ………………………………………… 142
　　第 4 節　後世への影響 …………………………………………………… 146

第 9 章　てんかん症候論 ………………………………………………… 151
　　第 1 節　Jackson によるてんかんの定義 ……………………………… 152
　　第 2 節　てんかん発症のメカニズム …………………………………… 154
　　第 3 節　てんかん性陽性心理症候の発症メカニズム ………………… 161
　　第 4 節　Jackson の切り出したてんかん性複雑心理症候 …………… 163
　　第 5 節　後世への影響 …………………………………………………… 173

第 10 章　失正気論 …………………………………………… 177

- 第 1 節　Jackson の考える失正気 ………………………… 178
- 第 2 節　最高位神経中枢内の階層構造 …………………… 179
- 第 3 節　失正気の 4 要因 …………………………………… 187
- 第 4 節　後世への影響 ……………………………………… 190

おわりに ………………………………………………………… 193
索引 ……………………………………………………………… 203

装丁デザイン：木村政司

第1章
神経の働きと心の働きの関係
doctrine of concomitance

第1節 神経・心理共存の原則

　心理現象(意識現象)と神経機能の関係は古代からの大きな謎の1つである。Jacksonはこの関係について，当時行われていたいくつかの説の中で，両者は共存しているが両者の間に因果関係はない，という考えに軍配を上げている。彼はこの考えを「意識過程と心理過程の共存の原則(doctrine of concomitance)」と呼んだ(SWⅡ：84, 1887)。

　心理現象と神経過程の関係について，当時の学界で行われていた説をJacksonは大きく3つに整理している。
　その第1は，「心(mental state)は神経系を介して活動する」とする立場で，非物質性の霊的な力(immaterial agency)の存在を認め，この霊的な力が身体的な効果(神経過程)を発現すると考えるのである。「心理非物質説」とまとめられる。
　その第2は「心と神経状態はまったく同じものであり，同じものの違う側面をみている」とする立場で，心という現象を特別視しない。「神経・心理同一説」とまとめられる。
　その第3は「意識状態と神経状態は同時に平行して生じる」という立場で，「神経・心理平行説」とまとめられる。

Jacksonはこの3つのうち，第3の立場「神経・心理共存説」に立つ，と自分の考え方をはっきりさせている。ちなみに彼は共存（concomitance）と平行（parallel）を同じ意味で使っている。本書では主に「共存」を用いる。

そして「共存の原則」の特徴を以下の3点にまとめている。
すなわち，

1. 意識状態（心と同義）と神経状態はその性質が全く異なっている。
2. 意識状態と神経状態は同時に生起する。すなわち，すべての意識状態にそれぞれ対応する神経状態が存在する。
3. 両者は平行して生起するが，一方が他方を干渉することはない。

確かにJacksonの言うとおりで，われわれはなんとなく意識の働きと脳の働きは同じものだと思い込んでいるが，よく考えるとこの2つには，まるで似たところがない。

身体は，身長いくら，体重いくら，体積いくらなどと計測可能である。つまり，空間に位置を占めている。空間を移動もする。脳にしても，やはり身体の一部であり，物質である。その単位になっているニューロンは小さいとはいえ，脳の中に位置を占めている。顕微鏡でバッチリ見ることができる。ニューロンが活動すれば，その末端から神経伝達物質が放出される。これだってニューロンより遥かに小さいとは言え，やはりモノだから，その化学構造を特定することができる。ニューロンの1回の興奮でどれくらいの神経伝達物質が放出されるかだって，計算すれば大体の推定値をはじき出すことができる。

しかし，心（わたし，あるいは主観と言い換えてもよい）は様子が違う。誰かに「私はつらい」と訴えられても，そのつらさがモノとして目の前に提出されるわけではない。つらさ自体を見ることはできないし，触ることもできない。つらさを観察する計器は存在しないのである。ただ推測する

のみだ。心（感じる・見る・聞く・思う）は重さもなく，位置もなく，運動もない。観察することも，計算することもできない。

　Jacksonを引用すれば，「たとえば，私が誰かの脳の中を覗き込むとしよう。そして，彼が色彩「赤」を経験している（なにか赤い物体を思い浮かべている）時，何が起こっているかを正確かつ徹底的に叙述できたとしよう。しかしこのことは彼の色彩経験そのものについての何の説明にもなっておらず，ただその物理的な対応物の説明をしているだけなのだ」（SWⅡ: 115, 1887）

　当時と違い，現在では誰かに赤い物体を思い浮かべてもらって，その時の脳の活動状態を実際に調べることができる。当時想像もできなかった時代が到来しているのだ。しかし，事の本質は変わっていない。われわれが知ることができるのは脳の糖代謝，あるいは水分布，あるいは血流の微細な変化である。物理化学的変化であって，主観的経験ではない。

　観察できる（あるいは理論上観察可能な）現象＝神経過程と，本人にしか経験しかできない現象＝意識内容とはJacksonが言うようにその性質がまったく異なっている。

　「神経変化（彼の表現だと物理的振動）あるいは神経内の分子的変化が，最高位神経中枢の最深部で心理現象へ精錬されるなどということは決して起こらない」のである（SWⅠ: 55, 1875）。

　あるいは，「下位神経中枢で物理的過程だったものが，上位中枢に達すると精神状態に昇華する，などという考えは間違っている」ことになる（SWⅡ: 156, 1878-79）。

　神経過程を物理化学的過程としてみる限り，どこまで神経中枢を分け入っても，どこかで物理化学的過程が心理過程に変化したりはしない。

　とすると，心理過程は神経過程と同時平行で生起していると考えるしかなくなってくる。同時平行，ということはどちらかを原因とし，どちらかを結果と考えるという，いわゆる因果の法則を適用できないことを意味している。この点を強調してJacksonは「記憶などすべての心理状態は神経

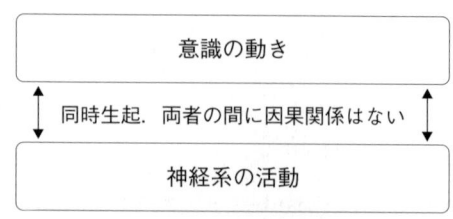

図1 心理過程（意識）と神経過程の関係

配列の機能活動から(*from*)生じるのではなく，神経配列の機能活動の間に(*during*)生じるのだ」と繰り返している（図1）。

Memory or any other psychical state arises *during*, not *from* functioning of nervous arrangements.（SWⅡ：160, 1878）（註：イタリックは原文のもの）

科学で考えられている因果関係は同一次元の現象に限って成立する時間関係であり，大きくはエネルギー保存の法則にあてはまる（SWⅡ：86, 1887）。神経過程にみられるさまざまな現象は，すべて物理化学的現象としてとらえることができるから，原因→結果の流れで理解できる。

心理過程も，多分心理現象それ自体に限れば，原因→結果で考えることができよう。しかし，神経過程と心理過程は現象の次元が異なっているから，この2つを原因→結果でつなぐ方法はない。2つは共存し，対応しているのであって，因果の糸では結ばれていない。

第2節　Spencerの影響

Herbert Spencer(1820-1903)（図2）はJacksonと同時代の英国の思想家でJacksonに強い影響を与えた人物である。彼は宇宙のすべての変化を「進化」というキーワードでとらえ，その壮大な理論をさまざまな分野に

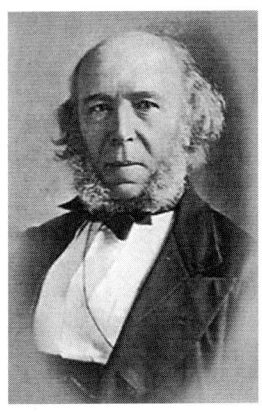

図2　Herbert Spencer(1820-1903)の肖像

適用した。『社会学原論』,『道徳学原論』,『生物学原論』,『心理学原論』,『第一原理』など,膨大な著作を残している。

　中でも Jackson が読み込んだのは『心理学原論』2巻(1855)である。Spencer はこの中で,神経過程の進化および心理過程の進化を詳しく論じている。ちなみに,本書の出版は,Darwin の『種の起源』発刊(1859)より4年早い。
　Darwin の進化論は膨大な観察データに基づいて種の進化のメカニズムを実証的に解き明かしたもので,その後の生物学研究に一大転機をもたらし,今も圧倒的な影響を及ぼし続けている。
　一方,Spencer は思想家なので,その議論は実証性に欠ける。当時の生物学や神経学によく精通しているが,あくまで知識として吸収したものである。その進化論も,対象を社会や文化にまで適用しているため,社会ダーウィニズムなどと呼ばれ後世の評価を著しく低いものにしてしまった。しかし,個体の神経系や個体の心理過程を進化の現れととらえた彼の理論は,今読んでも説得力がある。

Spencerは心理過程と神経過程を異質の現象と断じ，その関係は平行的なもので，それ以上では決してない，と繰り返し主張している。
　「いくら無理しても，心(mind)と運動(motion)(つまり神経状態)を融合することはできない。私が示すことができるのはせいぜい，身体的進化(神経系の進化に同じ)と，それに対応する精神的進化の間に平行関係が存在する，ということだけだ」(Spencer, 1885, Vol. I, p403)
　JacksonはこのSpencerの立場に賛成し，心理過程と神経過程を峻別した。その上で，神経系の疾患で生じる心理学的現象の性質を理解しようとしたのである。

第3節　心理学と形態学・解剖学・生理学の違い

　Jacksonは繰り返し，形態学(morphology)・解剖学(anatomy)・生理学(physiology)と心理学(psychology)の違いに注意を喚起している。形態学は，文字通り神経系の集塊や要素の形態を正確に観察し記述することを主要な任務とする。解剖学は，感覚—運動過程という身体活動の基本となっている作用が中枢神経系にどのように表現されているかを調べることを目的とする(このJacksonの解剖学の定義はかなり独特である)。生理学は神経系の機能(function)を明らかにしようとする。いずれも物質系としての神経系の働きを解明するための対象への接近方法である。一方，心理学は心理現象の究明をその使命とする。
　ここでJacksonの「意識は神経系の機能ではない。意識は神経系の機能と**共存する現象である**」という原理が重要になる。機能はあるシステム(たとえば神経系)が実現する働きである。たとえば，心臓・血管系の機能は全身に血液を行き渡らせることにある。神経系の機能は当然，神経系を活動させることにある。神経の活動とは神経細胞間の電気的興奮の授受であり，その基盤をなす神経伝達物質の授受である。今のところはそれ以上のことはわかっていない。
　意識は神経活動と現象の次元を異にするのだから，神経系の機能ではな

いと考えざるを得なくなる。精神作用を対象にする心理学は生理学ではありえない。だから，「心の生理学はない。同様に，神経系の心理学もない」ということになる (SWⅠ: 417, 1890)。

　ここは大事なところである。
　たとえば，よく使われる表現に，「言語の機能」とか「記憶の機能」などというのがある。筆者も当たり前のようについつい使っているが，Jackson によれば，ほとんど意味をなさない表現である。言語や記憶は一定の心の働きを表わす抽象概念である。概念がある機能をもつなどということはないのだ。
　心理を記述する用語と生理を記述する用語は区別して用いなければ頭が混乱するばかりだが，どうしてもどこかで神経過程の記述に心理過程を表現する用語が潜入してしまう。これが現実だ。
　なぜそういう混乱が起きるかというと，「心理学のほうがずっと古い学問なのだ。心の働きは，脳が心の座であることが明らかになる遥か以前から研究されてきた。だから，われわれが高次神経系の研究から心理学的影響を除こうと，いかほど頑張ってみても，心理学的意味を含まない用語がなさすぎて，どうしてもそんな用語を使ってしまうことになる」のである (SWⅡ: 132 note, 1874)。この事情は今もまったく変わらない。

第4節　心理用語と神経用語の使い分け

　心理現象と神経現象を常に区別して考えるためにもっとも重要なのは，それぞれの現象を記述するのに用いる語彙を区別することであろう。用語の厳密な選択が事実の記述にいかに大切であるかは，言うも愚かである。
　この点で Jackson は実に細心である。
　そこで，彼の用語のうち，重要と思われるものをいくつかまず書き出しておくことにする。次章からの彼の思想の理解に欠かせないからである。

1. 感覚（神経過程）とセンセーション（心理過程）

感覚(性)(sensory)は求心神経の活動と求心神経が投射する中枢の活動を表す語として使われている。感覚神経(sensory nerve)あるいは感覚中枢(sensory center)など。つまり神経過程を表す概念である。

一方，センセーション(sensation)とは，外部印象を受け取った時に生じる心理状態，すなわち感覚性感情のことである。感覚性感情とは感覚が心理現象であることをはっきりさせるために，筆者がかつて造った語である（山鳥，2008）。しかし，感覚性感情といちいち呼ぶのも「感」が2回も出ていたりしてわずらわしいので，センセーションという語をそのまま使うことにしたい。

sensoryとsensationは同じ語源を持ち，一般にはどちらも心理用語である。しかし神経学では，sensoryは末梢神経の活動状態を表す語として定着している。Jacksonは「感覚(性)(sensory)という用語は，感覚中枢内で生じている物理的過程がセンセーション(sensation)である，という思考の混乱を促進している」と嘆いている(SWI：140, 1876)。

日本語でも，感覚といえば心理状態を意味するが，神経過程における客観的状態を表すのにもそのまま使われている。いまさら区別せよと言っても無理だが，やはり区別しなければ前へは進めない。

2. 印象（神経過程）とセンセーション（心理過程）

Jacksonの用語では，印象(impression)は感覚神経の末端（正しくは始発）における物理化学的変化を意味している。すなわち，「印象は感覚神経終末に生じる変化で，その神経につながる中枢に活動を引き起こすもの」である(SWI：238, 1874-76)。この時生じる心理過程はやはりセンセーションである。

日本語の「印象」は，広辞苑によれば「強く感じて心に残ったもの」あるいは「対象が人間の精神に与えるすべての効果」などと定義されている。このような精神過程を表す語を物理過程に当てるのは抵抗があるが，他にぴったりの訳語がないので，止むを得ない。感覚器が受け取るパター

ンくらいの意味と考えていただきたい。あくまで「印象(神経過程を表す語)」と括弧付きで覚えてほしい。

3. 運動(神経過程)とアクション(心理過程)

運動(movement)は神経過程の働きを表す。神経活動の結果である筋活動によって生じる関節をまたぐ身体部位の位置の変化である。

対するアクション(action)は運動の心理面を指す。Jacksonによれば、「運動に平行して生じていると思われる心理的状態」である(SWⅡ:207, 1893)。

この定義からは、たとえば、運動選手がイメージ運動と言う時の、これからやろうとする運動の視覚性イメージのような、実際に自分が心に思い浮かべる運動のことと思われる読者もあろうが、そうではない。

Jacksonの言うアクションは、あくまで「運動に平行して生じていると思われる…」心理過程である。決して、運動の観念(idea of motion)ではない。「思われる」と推測しているだけで、知覚経験のように何かをはっきりと(つまり、意識的に)経験している状態を指しているのではない。実際に運動している時には、その動きを具体的に意識していなくても、意識下の水準ではなんらかの心理過程が生じているはずだ、ということである。

彼は手を動かす時の神経・心理状態を例に挙げている。

「誰でも自分の手の『運動』(物理的事象)をもつだけでなく、『アクション』(心理的現象)をもつ。つまり、運動を実現している大脳神経配列の活動に対応したアクションをもつ」(二重括弧は筆者)と言い、その例に幻肢体験を上げている。

「誰かが手を切り落とされたとする。この時彼はアクションの存在を見出すであろう」(SWⅡ:208, 1893)

実際に手が動いていないのに(ないのだから)、あたかも手が本当に動いている、あるいは手を動かしているような感じを経験するのが、幻肢である。この経験が彼の言うアクションである。実際の運動が起こらないこと

が，健康な状態では潜在しているアクション経験を顕在化させることになる。

4. 自動性（神経過程）と意図性（心理過程）

意図性(voluntary)とは，意志(思い)によって身体を動かすことである。自動性(automatic)とは，意志に関係なく身体が動くことである。前者は心理過程で，後者は神経過程である。

Jacksonは自己の神経・心理進化論を構築するに際し，進化の道筋を「もっとも自動的な状態からもっとも意図的な状態への移行」ととらえている(SWⅡ：68, 1884)。(第2章第1節第2項参照，21頁)

彼の進化論の根幹をなす主張であり，繰り返し強調されている。しかし，よく考えると，けっこう誤解を生みやすい表現である。片方は心理過程で，片方は神経過程だから，このまま丸呑みにすると，神経過程が原因で，結果として心理過程が生じる，という意味になる。この意味にとってしまうと，Jacksonの進化論は神経過程が原因で心理過程は結果である，ということになり，共存原理を否定しているようにも思われてくる。

Jacksonはこの点について，「『もっとも意図的(most voluntary)』という表現を『もっとも自動的(most automatic)』という表現に対比させて使うのには異論がある。心理学用語と生理学用語(神経用語)の混成表現になるからだ。そこで私は『もっとも自動的でない(least automatic)』という表現を用いたい。これなら厳密に考えて『もっとも意図的』という表現と厳密に同じ意味になる」と述べている(二重括弧は筆者)(SWⅡ：68, 1884)。

その後は，「もっとも意図的」という表現を使うに際して，「もっとも意図的(正しくは，もっとも自動的でない)」と括弧で注釈を付けるように努めている(SWⅡ：396, 1889)。

5. 脳作用（神経過程）と心理作用（心理過程）

Jacksonは脳作用(cerebration)と心理作用(mentation)という語を対比

的に使っている。高次の神経活動が「脳作用」，それに共存・対応する心理過程が「心理作用」である。神経学的研究の対象が「脳作用」，心理学的研究の対象が「心理作用」である (SWI : 367, 1888-89)。両者は常に厳密に区別されなければならない。

　筆者はこの「mentation」の語幹「mental」を上述のように心理的と訳すだけでなく，時に精神的とも訳した。日本語にする場合，「心理的」のほうがうまく馴染む文脈と，「精神的」のほうがうまく馴染む場合があって，自然にそうなってしまったのである。Jackson 自身も時に mental，時に psychical と表現を変えていることがあるが，この場合も，2つの語は全く同じ意味で使われている。本書に限っては，「心理的」と「精神的」をまったく同じ意味に用いた。

　たとえば，第9章と第10章で出てくる "dementia" を本書では "失精神" とした。初めは "失心理" と訳していたのだが，どうも気にいらない。現代だと "dementia" は "認知症" が公式訳みたいになっているが，この訳を使わなかったのは，できるだけ Jackson の思想に添おうとしたためで他意はない。筆者の勝手な言葉遊びとしてお許しをいただきたい。

第5節　Jackson 以後の共存論

　精神分析学を起こした Freud（Sigmund Freud 1856-1939）は，Jackson と同じ共存論の立場である。彼は，「神経系における生理学的事象の連鎖と心理過程の関係はおそらく原因と結果の関係ではない」と言い，「心理過程は生理過程と平行であり，依存性共存状態にある」と言っている (Freud, 1891)。

　Jackson/Freud の時代からずいぶんの時が流れたが，依然として「心と脳の関係」は謎であり続けている。そもそもこの問題は哲学的にすぎるのか，実学である医学領域ではまともに議論されることすらきわめて稀である。

　しかし深く考えている人も決して少なくはない。その例として，小脳の

生理学的研究でノーベル賞を受賞した神経生理学者の John Eccles (1903-1997) を取り上げておきたい。彼は心と脳の関係について，哲学者 Karl Popper と深い対話を重ねたことでよく知られている (Popper & Eccles, 1977)。

Eccles は心・脳関係についての神経科学者の思想的立場を5種類に整理している (Eccles, 1994)。

すなわち (1) 過激唯物論，(2) 汎神論，(3) 付帯現象論，(4) 同一論，それに，(5) 二元論—相互交流論である。

過激唯物論 (radical materialism) は観察可能，測定可能なもの，つまり「行動 (behaviour)」が研究対象のすべてであるとし，意識の存在を重視しない。心理学で行動主義と呼ばれる考え方である。

汎神論 (panpsychism) は逆に魂 (つまり意識) は世界に瀰漫していると考える。つまり，すべてのモノは内的な魂の側面と，外的な物質の側面を有している。この考えを神経系にあてはめると，すべての物質はなんらかの原魂 (げんたましい) 状態を備えているのだが，これらがたまたま神経系という複雑なまとまりを作ったためにはっきりした意識状態が出現したのだ，ということになる。

付帯現象論 (epiphenomenalism) は過激唯物論よりややソフトだが，神経過程が本物の現実で心はその副産物，つまり影だと考える。Eccles のたとえを借りると，蒸気機関車が走る時，蒸気音が出る。蒸気音は蒸気機関車の活動に付随して発生しているだけで，機関車の本来的能力とはなんの関係もない。意識は蒸気音にあたる現象だ，と考えるのである。

同一論 (psychophysical identity) は，意識と神経過程はまったく同一であって，知る方法が違うだけと考える。意識経験は内部から知られるが (直接知と名づけられている)，物理的現象は外部から知られる (間接知と名づけられている)。神経事象に主観面と客観面があるだけで，所詮同じことだと考えるのである。現在の脳科学者の大多数は，暗黙裡にこの説を受け入れているように思われる。Jackson のまとめだと第2の「神経・心理同一説」である。

二元論―相互交流論(dualist-interactionist theory)は意識を脳活動とは別次元の現象とみなし，この別次元の現象が神経構造を介して個体に影響を与えると考える。Ecclesはこの立場である。彼はPopperの思想に共鳴し，Popperにならって，脳の世界(彼らの用語では「世界Ⅰ」)と意識の世界(同じく「世界Ⅱ」)が独立に存在し，この2つが「連絡脳」を介して互いに交流すると主張している。この交流は量子物理学的水準で生じる，と言う。デカルトのレス・コギタンス(考える実体)とレス・エクステンサ(物質)が脳の松果体を介して交流する，という説が想起される。

このEccles流の分類だと，Jacksonの共存論はどこに入るのだろう？

Jacksonは心と脳は異質の現象だと考えた点で二元論に近いが，二元論―相互交流論が主張するように，心という別次元の世界が身体の外に存在していて，脳を媒介に身体に影響を及ぼすなどとはまったく考えていない。Ecclesの整理だと，Spencer-Jacksonの共存説の収まるところはないことになる。

現代，Jacksonの共存論にもっとも近い考え方は「創発(emergence)」論であろう。

創発論は英国の哲学者Samuel Alexander(1859-1938)と，やはり英国の動物行動学者Lloyd Morgan(1852-1936)に始まるとされる。Morganによれば，創発は(科学的)因果関係によっては説明できない関係である。偶然の自然事象の組み合わせが，それまでにない新しい関係を産み出すことがある。この新しい関係が作り出す事象がさらにまた新しい関係を生み出すことがある。たとえば，意識はこの新しい関係が産み出す現象であり，一段水準の低いそれまでの関係(神経過程)からだけでは予想もできず，理解もできない。事象の水準が異なるからである。Morganは生物進化のこのような特徴を創発進化(emergent evolution)と呼んだ(Morgan, 1923)。

Jacksonは創発という言葉こそ使っていないが，意識を神経進化が出現させたものと考えている。創発論を唱えたと言ってもよいくらいである

が，理論化には至らなかった。

　残念ながら，Morganの著書にJacksonの名は引用されていない。Morganに比べ，Jacksonはやや早いのだが，彼の論文掲載が医学専門誌に限られ，他分野の科学者の目には止まらなかったのだろう。

　現代では，意識の創発進化説は化学者で哲学者のMichael Polanyi (1891-1976)，上述の哲学者Karl Popper(1902-1994)，脳梁離断研究でノーベル賞を受賞した神経心理学者のRoger Sperry(1913-1994)，免疫の研究でノーベル賞を受賞し，その後中枢神経系の研究に転じた生物学者のGerald Edelman (1929-)などによって唱えられているが，その詳細はJackson紹介という本書の趣旨から外れるので省く。

　心理現象を脳の働きの水準に対応して出現する現象だと見なし，その出現機序を常に神経過程と突き合わせながら考えていくというJacksonの立場は現代にあっても，もっとも臨床の実践になじむ思想である。

■文献
1) Darwin C : The origin of species. Penguin Books 版，1968. 原著初版1859.
2) Eccles JC : How the self controls its brain. Springer-Verlag, 1994, pp2-11.
3) Edelman GM : The remembered present. Basic Books, 1989, pp253-260.
4) Freud S(E. Stengel 英訳) : On aphasia. A critical study. Imago Publishing Co., 1953, P55. 原著1891.〔原著からの邦訳．中村靖子（訳）：失語症の理解にむけて．兼本浩祐・中村靖子（編）「フロイト全集第一巻　失語症」，岩波書店，2009. ほかに金関　猛（訳）(1995)，安田一郎訳(2003)がある〕
5) Jackson JH : Selected Writings. In James Taylor, Gordon Holms, F.M.R. Walshe (eds) : Selected Writings of John Hughlings Jackson, Volume I, Hodder and Stoughton, 1931 ; Volume II, 1932.
6) Morgan L : Emergent evolution. The Gifford Lectures. 1923. Kindle e-book, location 67-163.
7) Polanyi M : Personal knowledge. Towards a post-critical philosophy. Routledge & Kegan Paul, 1958, pp381-405.〔長尾史郎（訳）：個人的知識—脱批判哲学をめざして．ハーベスト社，1985〕

8) Popper KR, Eccles JC: The self and its brain. An argument for interactionism. Springer International, 1977, pp3-210.
9) Spencer H: The principles of psychology, Vol. I, Vol. II. Longman, Brown, Green and Longmans, 1855(初版). 1885年の第3版が復刻で入手可能. Elibron Classics, 2006.
10) Spencer H: First principles. Williams and Norgate, 1867(初版). 第2版(1867)がKindle editionで入手可能.
11) 〔Sperry R: Science and moral priority. Columbia University Press, 1983〕須田　勇, 足立千鶴子(訳): 融合する心と脳. 科学と価値観の優先順位. 誠信書房, 1985, pp143-151.
12) 山鳥　重: 知・情・意の神経心理学, 青灯社, 2008, pp60-63.

第2章
中枢神経系の進化論
doctrine of evolution

　Jacksonの中枢神経系のとらえ方は全体的かつ力動的である。すなわち中枢神経系をひとつの有機的な構成体(organization)とみ，この有機的全体が下位から上位へと階層をなし，一定の進化の法則にしたがって常に変化していると考えるのである。すなわち，有機的全体構造(organization)，階層性(hierarchy)，進化(evolution)，それに力動性(dynamism)が彼の進化論理解のためのキーワードである。

第1節　神経系の進化

1. SpencerとDarwin

　Jacksonは神経系にいくつかの水準(具体的には3水準)を仮定し，それぞれの水準は下位から上位へと，一定の原理に基づいて構造を複雑化させている，と考えた。そしてこの仮説を進化の原則(doctrine of evolution)と呼んだ。
　したがって，彼の主張する進化の原理は同じ進化という概念でまとめられてはいるが，同時代のDarwin(図3)が提唱した進化論とはその意味内容にかなりの違いがある。Darwinの進化論は彼の最初の著書『種の起源』に集約されているように，いかにして地球上に目もくらむばかりの多種多様な生命体が出現したのかという疑問から出発し，その解答を地球の生命史を通して働き続けている自然淘汰による種の選択というメカニズムに見

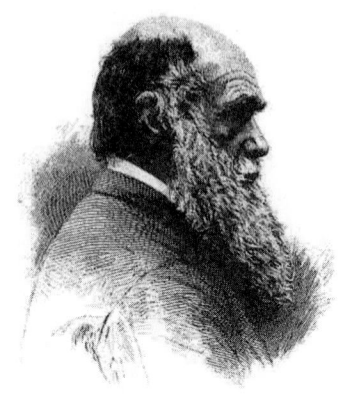

図3 Charles Darwin(1809-1882)の肖像

出したものである(Darwin, 1859)。

　一方，Jacksonは神経疾患の診断・治療に日々没頭する中で，神経疾患が作り出す症候になぜ多様性がみられるのかという問題から出発して，それらの症候の背景に神経系に特有の一貫した法則性が隠れていることを発見した。つまり，Darwinの進化論は生物世界全体を対象としているが，Jacksonの進化論はヒトの神経系だけを考察の対象としている。

　さらに，この進化論はDarwinでなく，Spencerに由来する。Jacksonは自分の考えがSpencerに負うところ大であると，何度も繰り返している。
　すなわち，「Spencerの進化論はDarwinの進化論と同じではない。Spencerは彼の進化論をすべての段階の現象に応用しているが，医学者にとって，もっとも重要なのは彼の原理の神経系への応用である」と，神経系の構造や機能を考えるのに，Spencer進化論が有効であることを強調している(SWⅡ: 45, 1884；SWⅡ: 395, 1889)。
　たとえば，Spencerは進化を説明して，「脊椎動物の神経系の機能は人間で頂点に達するが，この連続的進歩の中に機能一般の発達の法則が認められる。すなわち，小さくかつ単純な(機能)調整から，大きくかつ複雑な

(機能)調整へ，そしてさらに大きな，二重に複雑な調整へと進歩している。この進歩は，運動の統合の進行，そして同時に起きている異質化の進行，および専門化の進行のもっともよい例であり，これが進化の特徴である」と述べている(Spencer, Volume I, p67)。

このやや難解な表現をJacksonは「すべての神経中枢のうちもっとも高次の中枢はより低次の中枢の複雑な組み換えであり，さらにこの低次の中枢はさらにより低次の中枢の複雑な組み換えであり，この低次の中枢は最低次の中枢の組み換えである，という意味だ」とかみくだいている(SWI: 169, 1874-76)。

Spencerの「心理学原論」の初版は1855年に刊行された。Darwinの「種の起源」の刊行は1859年だから4年早い。Jacksonはその事実を指摘した上で，少なくとも神経系の理解にはSpencerの進化論のほうが説得力がある，と考えたのである(SWⅡ: 395, 1889)。

2. 進化の3大原則

Jacksonは大脳系に限っての議論だがと断った上で，神経系の進化を3つの原則にまとめている(**表1**)。実は，Jacksonは中枢神経系を大脳系と小脳系に分け，小脳系の進化構造についてもユニークな考えを展開しているのだが，本書の主題からはやや外れるので省略する。

まず，第1の原則。
「進化はもっとも強く組織化された状態から，もっとも組織化されていない状態への移行である。すなわち，もっとも下位の中枢はよく組織化されているが，もっとも上位の中枢はあまりよく組織化されていない。言い換えると，進化とは，誕生時の比較的よく組織化されている中枢から，一生を通し，絶え間なく組織化を進行させている最高位中枢への移行である」(SWⅡ: 46, 1884)

表 1　神経進化の 3 大原則

1. 進化はもっとも組織化された状態から，もっとも組織化されていない状態への移行
2. 進化はもっとも単純な状態から，もっとも複雑な状態への移行
3. 進化はもっとも自動的な状態から，もっとも意図的な状態への移行

　このテーゼで注目すべきは，進化は一生進行する，という主張である。最高中枢のみならず，神経系全体は生きている限り進化し続けるシステムだと言うのである。Darwin の言う進化とは，進化の意味がかなり違うことを知っておきたい。Darwin では種が進化の単位であり，Jackson では個体の一生を通して生じ続ける神経系の組織化の変化が進化なのである。

　次に第 2 の原則。
　「進化はもっとも単純な状態から，もっとも複雑な状態への移行である。つまり，繰り返すが，もっとも低次の中枢からもっとも高次の中枢への移行である」(SWⅡ: 46, 1884)

　第 1 のテーゼでいう組織化と第 2 のテーゼでいう複雑性はどう違うのだろう。
　Jackson は中枢がもっとも複雑で，しかももっとも組織化されていないという言い方は誤解されやすいと考えたのか，次のような解説を加えている。
　すなわち，1 つの中枢が 2 つの感覚要素(今ならニューロンと呼ぶところ)と 2 つの運動要素から構成されているとする。感覚要素と運動要素がしっかり繋がっていれば，感覚要素から運動要素への流れはスムーズであろう。だからこの中枢は非常に単純だが，強く組織化されていることになる。次に，4 つの感覚要素と 4 つの運動要素からなる中枢を考えてみよう。しかもこの中枢での要素間の繋がりは不完全だとしよう。この時，神経の流れは大きい抵抗に出合うことになる。この中枢は前の中枢に比べ，2 倍複雑だが，組織化の程度は半分ということになる。

つまり，Jacksonの定義に従うと，「組織化」はニューロン間の情報伝達の容易さの程度を意味し，「複雑性」は中枢内の構成ニューロンの数の多少を意味している。情報伝達が容易な状態ほど組織化が良好で，ニューロン数が多いほど複雑度が高いということになる。

最後に第3の原則。
「進化はもっとも自動的な状態から，もっとも意図的な状態への移行である」(SWⅡ: 46, 1884)
前章(第1章)を思い出していただければ，このテーゼは「進化はもっとも自動的な状態からもっとも自動的でない状態への移行である」と言い換えたほうが，より正確にJacksonの意図に沿うことになる。
自動的を反射的と言い換えてもよい。Jacksonは神経活動の単位的な機能を反射と考えていたから，もっとも自動的とは完全に反射的な反応を意味し，もっとも自動的でないとは反射過程の中間に「意図」という心理的過程がはさまって来ることを意味している。すなわち，意識過程が進化の過程の中で出現する，という重要な主張がここに込められている。

Jacksonによれば，結局，神経進化の頂点に位置し，「心の器官(organ of mind)」，あるいは「意識の解剖学的基盤(anatomical substrata of consciousness)」である最高位中枢は，もっとも組織化が弱く，もっとも複雑で，もっとも自動的でない性質を持っていることになる。
しかもこの中枢は生きている限り，進化し続ける。

3. 神経系の機能単位

神経系の機能単位は神経細胞や神経線維あるいはその複合体(今でいうニューロン)ではなく，感覚—運動過程(a sensori-motor process)である。感覚神経過程のみではない。運動神経過程のみでもない。この2つの過程が灰白質内部で一定の関係に結ばれることである(SWⅠ: 178, 1874-76)。この機能単位が進化につれ，数を増し，複雑化する。

Jacksonの関心は常に神経系全体の構造と機能にあり，構成要素の形態にはない。神経系の構成要素はニューロンだが，それは形態にすぎない。働きの単位は「過程(process)」にある。過程とは，常に変化を続ける状態である。神経系の基本単位はニューロンとニューロンの繋がりによって生じている神経活動の流れである。すなわち「過程」でなければならない。

　Jacksonの言う「中枢(center)」はニューロンの集中する領域を指す。中枢はすべて感覚―運動性である。必ず，印象と運動を同時に表現する領域である(SWⅠ:367-68, 1888-89)。

　だから彼が感覚中枢と呼ぶ時，いちいち注釈を加えるのが面倒だからそう簡略に呼んでいるだけで，必ず運動過程を含んだ感覚中枢を意味している。運動中枢も同じで，必ず感覚過程を含んだものとしての運動中枢である。ついでに付け加えると，彼の「中枢」は神経過程について論ずる時の解剖学用語であり，心理過程には決して使われていない。

4. 神経系は身体を「表現」

　ところで具体的にはいったい何が進化するのであろうか？

　Darwin進化論で進化の目安になるのは種の変化であり，種の多様性である。

　Jackson進化論での進化の目安は，知覚―運動反射の変化である。刺激を受け取りただちにそれにつながる運動を発現するのが反射だが，この反射パターンが複雑化する。

　Jacksonは神経系を身体各部位の刺激―反応パターンを統合・制御するシステムととらえ，この統合・制御の働きを「representation」という概念で表した(SWⅡ:40-41, 1882；SWⅡ:100-101, 1887)。この概念もまたSpencerに発するものである。

　神経系は，身体各部位の刺激―反応過程(感覚―運動過程)を神経ネットワーク〔彼の表現だと神経配列(nervous arrangements)〕の働きに変換する。神経ネットワークが身体各部の環境に対応する変化を神経の組み合わせ(配列)として「表現」する。あるいは，「代表」する。あるいは，神

経ネットワークが身体各部の刺激の受容入力と運動出力を「制御」する。感覚そのものでもなく，運動そのものでもない。感覚や運動それ自体とは異質の，神経過程という手段で感覚や運動を表現し，あるいは代表し，あるいは制御する。これがJacksonの意味するrepresentationである。

　すなわち，「神経系はレプレゼンテーションのシステムである」

The nervous system is a representing system. (SW I : 41, 1882)

　神経系の進化とは，つまりは神経系における身体のレプレゼンテーション様式の進化である。このレプレゼンテーション概念にぴったり合う日本語訳がみつからないので頭が痛い。ここも，センセーションやアクションと同じようにレプレゼンテーションとそのままカタカナにする手もあるが，読者をただ混乱させるだけに終わりそうな気がする。

　そこで本書では，"表現""代表""制御"の三語をJacksonの用いる"representation"の対応語とし，日本語表現の文脈に合わせ，適宜使い分けることにする。

第2節　進化の実際―運動過程

　ここでJackson進化論でもっとも広く受け入れられている運動の進化論に入る。

　前節で確認したように，神経中枢が表現・代表・制御するのはあくまで感覚―運動過程である。表現の煩雑さを避けるため，運動中枢という語が使われることもあるが，Jacksonの言う運動中枢は，必ず感覚―運動過程を含むもので，ただ運動要因が強いことを意味しているだけである。そのことを念頭に入れておいていただいての話だが，Jacksonは神経中枢が表現するのは運動であって，筋ではないことを強調している。

　すなわち，「神経中枢は筋を表現しない。多くの筋が参加する複雑な運動を表現する」

The nervous centres do not represent muscles, but very complex movements in each of which many muscles serve. (SWⅠ:70, 1875)

筋は運動を実現するための素材であって，運動ではない。同じ筋であっても，筋の組み合わせを変えることで，異なった運動が実現される。筋をさまざまに組み合わせるのが中枢神経系の仕事である。運動を代表する中枢の水準が上がれば上がる程，複雑な運動の組み合わせが可能になり，その分，複雑で精緻な運動が実現される。あるいは複雑で精緻な運動の制御が可能となる。

1. 3段階の中枢を想定

神経系は感覚―運動過程を単位に身体の運動を表現するとして，その表現のされ方はどのように進化していくのだろうか。

Jackson は神経系では進化が3段階に表現されている，と考えている。すなわち，最下位中枢，中位中枢，および最高位中枢である。これらそれぞれの中枢はすべて複数個の中枢から構成されている。複数表示システムを持たない日本語に訳してしまうと，あたかも単一の最下位中枢，あるいは単一の最高位中枢があるように考えてしまうが，すべて複数個(不特定)から成り立っている(SWⅡ:41, 1882)。

第1段階　　最下位中枢：運動の表現(representation)

1つの最下位中枢では，ある限定された身体部位がもっとも直接的に代表，あるいは表現される。もっとも単純な中枢であるが，なおかつ複雑な調整(coordination)が行われる中枢である。具体的には，脊髄前角あるいは脳幹の運動核などを指している。膝の屈伸とか，眼筋の左右への動きとかを直接的に表現(＝制御)する(SWⅡ:41, 1882)。

第2段階　　中位中枢：運動の再表現(re-representation)

中位中枢は最下位中枢が直接的，そして比較的単純な形で表現している

感覚―運動神経パターンをもう1段,高い水準で表現する。最下位中枢における運動表現の,より複雑な表現である。

すなわち,ここでは身体部位が二重に(一度は最下位中枢で,2度目は中位中枢で),かつ間接的に表現される。調整も二重に複雑化する。表現形式は二次的になる。その分,表現する運動の範囲は最下位中枢より広くなり,全生体(whole organism)を表現するようになる(SWⅡ: 41-42, 1882)。

具体的な領域として,初期の論文では線条体などを想定しているが,後の論文になると,大脳皮質ロランド領域,あるいはFerrierの運動領域(David Ferrier 1843-1928。実験生理学者。Jacksonのロンドン病院での同僚。動物実験で,大脳皮質の特定の領域の刺激が運動を誘発することを明らかにした)を指すようになっている(SWⅡ: 53, 1884)。

第3段階　　最高位中枢:運動の再・再表現(re-re-representation)

最高位中枢は中位中枢がニューロン・ネットワークとして表現している身体部位の感覚―運動過程をさらにもう1段階複雑な形式に結合し直す(Jacksonの表現だと"調整する")。つまり中位中枢の神経配列の再表現であり,最下位中枢の神経配列の再・再表現である(SWⅡ: 53, 1884)。

身体と神経表現の関係でいえば,中枢の水準が上がるにつれ,身体表現の間接度が高まる。最下位中枢での身体部位表現は直接的だが,中位中枢では最下位中枢を介してしか身体と繋がらないから,その身体部位表現は間接的になる。最高位中枢では最下位中枢と中位中枢を介してしか身体部位と繋がっていないから,その身体部位表現は二重に間接的になる。

神経ネットワークの組み合わせ(調整)の複雑度でいえば,最下位中枢にくらべ最高位中枢での組み合わせは三重に複雑化する(SWⅡ: 42, 1882)。

最高位中枢の具体的な領域としては,前頭葉運動野の前方が想定されている。運動前野に相当する。

これがJacksonの説く神経系の階層構造(hierarchy)である(SWⅡ: 53, 1884)(図4)。

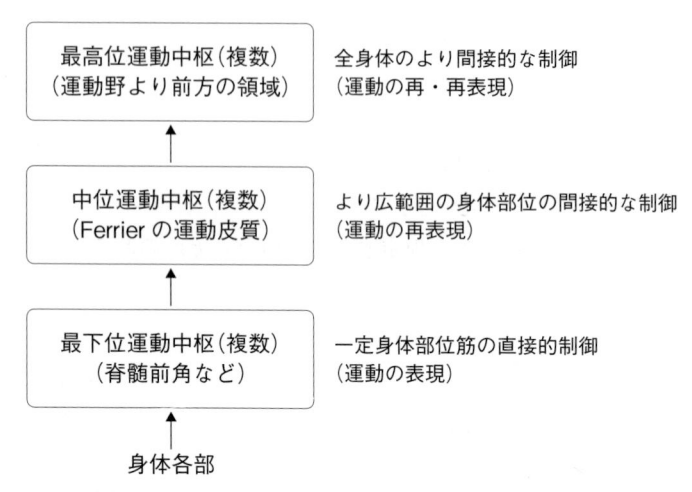

```
┌─────────────────────┐
│ 最高位運動中枢(複数) │  全身体のより間接的な制御
│ (運動野より前方の領域)│  (運動の再・再表現)
└─────────▲───────────┘
          │
┌─────────┴───────────┐
│  中位運動中枢(複数)  │  より広範囲の身体部位の間接的な制御
│ (Ferrier の運動皮質) │  (運動の再表現)
└─────────▲───────────┘
          │
┌─────────┴───────────┐
│ 最下位運動中枢(複数) │  一定身体部位筋の直接的制御
│  (脊髄前角など)      │  (運動の表現)
└─────────▲───────────┘
          │
        身体各部
```

図4　中枢神経系における運動中枢の階層構造

2. 運動表現の進化についての Jackson の解説

　表現，再表現，再・再表現という説明は抽象的に過ぎて，具体性に乏しい。Jackson はそのことをよく心得ていて，たとえをあげての説明も試みている。

　まず，特定の中枢が，同じ身体部位筋群を構成要素とする3つの異なる運動を表現していると考えよう。そしてこの神経中枢を1次中枢と呼ぶことにしよう。
　次に，より高次の中枢，すなわち1次中枢から進化した中枢を2次中枢と呼ぼう。この中枢は同じ身体部位筋群による9つの異なる運動を表現するだろう。
　3次中枢は2次中枢から進化し，2次中枢が表現した運動をさらに精巧に(複雑に)表現する。すなわち，同じ筋群による81の異なる運動を表現するだろう。
　結局，最高位中枢は最下位中枢が動員するのとまったく同じ数の筋を

使って，最下位中枢が実現する運動より遥かに正確で巧緻性に富む運動を数多く表現することができるようになる(SWⅠ:216-217, 1874-76)。

次のたとえはもう少しわかりやすいかもしれない(SWⅡ:31, 1882)。
　まず，話をうんと単純化して，ある身体部位は大きさも形態も付着部位も異なる3個の筋からなると仮定する。そのそれぞれの筋をX, Y, Zとする。
　次に，それぞれの筋が運動に参加する時の，中枢における神経配列をx, y, zで表すとする。さらに，神経中枢は7種類の運動を表現していると仮定する。それぞれの運動には3つの筋がすべて参加するが，参加の仕方はそれぞれ異なっている。この7つの運動の，神経配列による表現を式で表してみると，たとえば，$x^{21}y^2z^1$, $x^{14}y^3z^2$, $y^5x^7z^4$, $y^{14}x^6z^1$, $z^5y^4x^3$, $z^6y^3x^2$, $z^7y^1x^1$ となる。
　言い換えると，中枢ではx, y, zがさまざまに組み合わされ，その組み合わせ〔調整(coordination)〕が一定の運動を代表する。
　運動に違いが現れるのは，運動に参加するそれぞれの筋の運動への貢献度が異なるからである。この貢献度の差をJacksonは冪数で表している。冪数が多いほど，その運動への筋の貢献度が高いという意味である。
　中枢が下位であるほど運動に必要な筋は少なく，運動表現は簡単で，中枢の水準が上がるほど動員される筋は増え，運動調整に必要な中枢表現は複雑になる。簡単な運動表現では粗雑な運動しか実現できないが，複雑な運動表現になると精度の高い運動が可能になる。中枢は筋を代表せず，あくまで運動を代表するのである。

　勝手な例をあげさせてもらうなら，同じ右手の拇指と示指を動員する運動であっても，ただ2本を接触させるだけの運動と，小石を挟み上げる運動と，楊枝をつまむ運動と，針の穴を通すために細糸をつまむ運動とでは，運動の巧緻性に大きな差が生じている。拇指と示指の粗大な接触なら最下位中枢でも可能だろうが，細糸の安定したつまみには最高位中枢の働

きが要求される，ということである。
　この点に関連して，Jacksonは非常に重要な指摘をしている。
　すなわち，運動の種類が増えると，そのため運動の違いがいくらわずかだとしても，そのわずかな違いは新しい神経ネットワークによって実現される。
　Jacksonを正確に引用すると，「運動の数が増大し，その結果，運動間の違いがいくら小さくなったとしても，その運動の一つひとつには新しい神経線維と新しい神経細胞が必要である」（SWⅠ：217, 1874-76）
　もっとも，現代では，神経細胞は増えない（海馬など特殊な部位を除いて）ことが明らかになっているので，この仮説をそのまま受け入れることはできないが，細胞の増加を新しいニューロン・ネットワークの形成と読み換えれば，今もそのまま通用する洞察である。新しい運動はそれまでの運動とどれだけ似通っていても，少しでも違う運動を実現しているのであれば，その運動を可能にする新しい神経配列（表現）が作り出されているはずである。

3. 進化の5大特徴

　Jacksonによれば，神経系における運動表現の進化は4つの特徴を持つ（SWⅡ：80, 1887；SWⅡ：432-433, 1898）。

(1)複雑化あるいは分化

　最下位中枢から最高位中枢へと，複雑度〔分化（differentiation）の程度〕が増加する。
　運動を例に取れば，実現可能な運動表現の種類（異なる運動の数）が増加する。
　たとえば，同じ拇指と示指が参加する運動であっても，細糸つまみ，腕時計のねじまわし，楊枝つまみ，小石つまみなどは，すべて少しずつ違うニューロン・ネットワークが代表すると考えられる。これが運動の「分化」である。

(2)特定化あるいは専門化

最下位中枢から最高位中枢へと，特定性〔専門性(specialization)の程度〕が増加する。

すなわち，特定の目的に用いられる運動表現が増加する。

同じ拇指と示指の参加する運動であっても，針に糸を通すための細糸のつまみ運動と時計のねじまわしの運動では目的に違いがある。これが「運動の特定化(特定の目的の実現に向けた特定の動き)，あるいは専門化(専門性の高い動き)」である。

(3)統合化

最下位中枢から最高位中枢へと，運動表現の統合性(integration)が高まってゆく。言い換えると，中枢内で代表されている身体各部位が，より広範囲な身体部位を含む運動によって表現されるようになる。

同じ右手の拇指と示指の協働運動であっても，針穴に糸を通す時は針を持つ左手との協調運動が必要になり，時計のねじ巻きでは時計を支える左手との協調運動が必要になる。地面に転がる小石を拾う時には躯幹を小石に近づける運動も要求される。さらにはこれらの運動に視線を固定するための眼球制御運動も加わる。つまり運動の特定性が高まるほど，より広範囲な身体各部位の運動統合が必要となる。あるいは，より広い範囲の運動表現が1つの運動表現に「統合」される。

(4)相互調整の増加

最下位中枢から最高位中枢へと，機能単位同士の相互連絡〔調整(coordination)あるいは協働(cooperation)〕の数が増加する。

中枢神経内の機能単位(Jacksonの言う感覚―運動過程)は，中枢の階層が上昇するほど，その数を増やし，その分，機能単位間の連絡路も増加する。精緻な運動ほど，それを実現するニューロン・ネットワークの数が多くなる。

この4特徴と同列には置いていないのだが，神経進化の性質について，Jacksonはもう1つ重要な特徴を挙げている。これを第5の特徴として付け加えておきたい。すなわち，

(5) 表現の間接性の増加

最下位中枢から最高位中枢へと，中枢を上昇するにつれて，中枢と身体各部とのつながりがより間接的になる。あるいは，運動表現が「間接性(indirectness)」を増す(SWⅡ:81, 1887)。

これは運動表現が中枢を上昇するにつれ，表現，再表現，再・再表現の形を取る，という進化の原則の言い換えにすぎず，同語反復とも言えるが，進化の多面性を理解する上で，やはり重要である。

たとえば，最高位中枢を発する神経発射(再・再表現の段階)は，中位中枢(再表現の段階)，最下位中枢(表現の段階)と，階層を下っていかなければ筋の収縮という直接的かつ具体的な運動を実現することはできない。

第3節　進化の実際—感覚過程

繰り返すが，神経系の「中枢」はあくまで感覚—運動過程を表現しているのであり，表現の形式に差があるものの，必ず感覚要因と運動要因の両者が含まれている。運動中枢と呼んだからといって決して運動過程のみが表現されているわけではない。

その上での話だが，感覚性神経過程はどのように進化するのだろうか？

初期の論文では，感覚過程にも脊髄後角，大脳感覚領域(Ferrierの感覚領域：今の体性感覚野)，後頭葉をそれぞれ最下位，中位，最高位中枢(あくまで主として感覚性の中枢)に比定した3階層進化を想定しているが，残念ながら，運動中枢ほどのまとまった考察には至らなかったようである。

たとえば，次のような正直な告白がなされている。

「私は以前から感覚の最高位中枢は後頭葉ではないかと言ってきたが，

最近は大脳のどこが感覚の中位中枢で，どこが最高位中枢と言えばよいのかわからなくなっている」(SWⅡ:424, 1898)

　正確な定位はともかく，いくつかの論文の短い言及から推定する限り，Jacksonは感覚過程についても運動過程とまったく同じ進化の流れを想定している。
　すなわち，感覚神経末梢に発する印象は，まず脊髄において，あるいは脳幹において感覚―運動過程(主として感覚要因だが必ず運動要因を含む)として表現される。つまり神経配列に変換される。これが第1段階。この感覚―運動印象は中位中枢において再調整(再・表現)され，最高位中枢においてさらに再・再調整(再・再表現)される。
　すなわち，印象表現においても運動表現と同じように，三重の複雑化，三重の特定化，三重の統合が進む。
　中枢神経系の運動表現(主として)が筋ではなく，運動であるのと同じように，中枢神経系における感覚表現(主として)は印象である。つまり，あくまで神経過程であって心理過程ではない。たとえば脊髄レベルの中枢で表現されるものは神経の組み合わせのパターンが作り出す神経過程(印象)であり，「痛み」や「感触」のようなセンセーション(心理過程)ではない。心理過程が神経中枢に表現されることは決してない。印象表現という神経過程に共存して心理過程が経験される。

第4節　最高位中枢の構造

1. 最高位中枢は進化し続ける

　Jacksonが神経「中枢」を語る時は，必ず複数表現を用いている。a centerではなく，centersである。最高位中枢も例外ではない。加えて，あくまで「感覚―神経過程」が集まっている領域である。それ以上の要素は含まれない。
　この点を確認した上での話だが，最高位中枢には「主として運動性の中

枢」と「主として感覚性の中枢」が存在する。「主として感覚性の中枢」は大脳後方にあり，「主として運動性の中枢」は大脳前方に位置している。

　最高位中枢は全身体領域をもっとも複雑な方法で表現する感覚―運動配列の集合なのである(SWⅡ：402, 1889)。

　全身体領域とは，筋など運動器領域のみならず，皮膚，聴覚器，視覚器，あるいは嗅覚器に及ぶ環境情報の受容に関与するすべての身体領域のことである(SWⅡ：42, 1882)。

　ここで第1章の「神経―心理共存の原則」を思い起こしてほしい。

　最高位感覚中枢と最高位運動中枢はあくまで「感覚―神経過程」であり，いくら複雑に分化し専門性を増したとしても，神経過程を表現するのみである。では，心理過程をどう説明するかというと，心理過程は神経過程と同時に生起するのであって，神経過程がこう働けば，こういう心理過程に変換される，というものではない。その関係はあくまで「わからない」，というのがJacksonの基本スタンスである。

　最高位中枢は，どこまで分析しても身体的構造であることを止めない。物理化学的，あるいは生物学的属性しか観察できない。最高位中枢が意識とか心とか呼ばれる現象を発生させる基盤となっていることは間違いがない。しかし，神経学者たるわたし(Jackson)が考えることができるのはそこまでである。重要なのは神経構造であり，心理過程の構造については実はどうでもよいのだ，とまで踏み込んでいる。

　ここのところを正確に引用しておこう。

　「私は心理状態それ自体には直接的な関心を持っていない。関心を持つのは心理状態と解剖学的基盤との関係であって，間接的なものである」(SWⅠ：52, 1875)

　そして，その神経状態と心理状態の関係はというと，

　「意識，あるいはもっとも活発な意識は，最高位にあって，もっとも組織化されていない神経配列の活動の間に発生する」

「あくまで神経活動の『間に(during)』発生するのであって，決して神経活動の『結果(from)』として発生するのではない」

「間に」という表現は，科学的な因果関係が適用できない関係を意味している。Jackson 思想のもっとも重要な点である。本書では神経過程と関連して心理過程を記述するに際し，神経過程と「共存して」心理過程が生じるという表現を使うことにする。Jackson の「間に」と同じ意味である（第1章第1節参照，4頁）。

しかも最高位中枢は中枢の中ではもっとも組織化されていないから，常に新しい環境変化に適応する能力（新しい神経組織を組み上げる能力）を残している。もっとも組織化されていない分，休むことなく組織化を続けることができるのである。

すなわち「最高位中枢では進化がもっとも活発に進行する」(SWⅡ:81-82, 1887)

その意味では，最高位中枢という名前はあまりよくないかもしれない。「もっとも新しい中枢」，あるいは「もっとも新しく発達した中枢」のほうがよいかもしれないとも述べている(SWⅠ:279 note, 1879)。

最高位中枢を進化の結果現れた構造体，つまり完成して静止状態にある構造体ととらえるのではなく，「感覚―神経過程」という過程が時々刻々進化し続ける状態，つまり動的に変化し続ける構造体，あるいは環境に適応し続ける構造体ととらえるのである。

2. 最高位中枢の中にも階層がある

話が複雑になるが，Jackson は最高位中枢もまた階層構造を作っていると考えている。

具体的には，最高位水準の神経配列に4層のレイヤーを想定している。もちろん，理解の手がかりとしての仮説である。

最高位中枢第1レイヤーはそれこそもっとも高次の神経配列である。

最高位中枢第2レイヤーはこれよりやや低次の神経配列である。

この2つのレイヤーの感覚—運動神経配列の活動に共存して意識過程が活動する。

最高位中枢第3レイヤーはさらに低次の神経配列で，この層の感覚—運動神経配列に共存してより低位の意識(アクション)が活動する。

最高位中枢を構成するもっとも低次のレイヤーが第4レイヤーである。このレイヤーの感覚—運動過程は当然中位中枢よりは高次の神経活動を実現するが，この水準の活動に共存する心理過程は認められない。しかし，呼吸や循環(生命活動：バイタルオペレーション)は高い統合性をもって実現される(SWⅡ：54-59, 1884；SWⅠ：380-381, 1889)。

この4レイヤー構造については，第10章で改めて詳しく取り上げる。

3.「適者生存」による進化

Jacksonは神経進化の推進力を「適者生存(survival of the fittest)」と彼が呼ぶ働きに求めている。すなわち「適者生存は健常な心理作用(mentation)，病的な心理作用，およびそれらと共存する脳作用(cerebration)に共通する法則である」(SWⅡ：22, 1881)

適者生存という考え方はSpencerに発するもので，彼の『心理学原論』に出てくる(Spencer, Volume I, 1885, p354)。

Jacksonの言う適者(fittest)とは，個体ではなく，中枢内の個々の感覚—運動神経過程のことである。最高位中枢では環境変化に対応して個体を維持するため，数多くの複雑な神経配列が一斉に発射活動をやっている。これらの発射活動はお互いに調整がとれているとは限らず，拮抗したり矛盾したりするものがある。この無数の発射の中で，その時の最高位中枢の状況にもっとも適した発射が選びとられる。この選ばれた発射がその時の個体の運動となり，あるいは印象となる。あるいはこれらの神経過程と共存する意識過程となる。つまり，適者とはその時の神経状況に最適な神経過程のことである(SWⅡ：195, 1879-80)。

最高位中枢に生じている無数に近い不安定で，組織化されていない

ニューロン・ネットワークのかりそめの活動の中で，もっともその時の状況に適したネットワークが生き残り，このネットワークが繰り返し発射されることで安定した状態になってゆく（組織化される）と考えるのである．

適者生存理論は一般の進化論と結んで広く知られており，Darwin理論の1つという誤解があるが，Darwinが主張したのは「生存競争(struggle for existence)」による「自然淘汰(natural selection)」である．原著に適者生存という表現は見当たらない．

ほとんど同じ意味だが，Darwinの自然淘汰は長い時間経過を通して働き続けている種の生き残りのメカニズムである．一方，Jacksonの適者生存は個体の中枢神経系，それも最高位中枢における神経発射というきわめて短時間の事象に働く生き残りのメカニズムである．

Spencerは適者生存論を心理過程のみならず，宇宙生成から人間社会の発展にいたるすべての事象にあてはめようとしたため多くの批判を浴び，後世の評価を落とすことになったが，Jacksonの適者生存説はあくまで神経過程の進化のみを対象にしている．

4. 内部進化の原則

Jacksonは最高位中枢は常時，進化し続けていると考え，この過程を特に「内部進化(internal evolution)」と名づけている．

最高位中枢は外界との対応で進化するだけでなく，外界情報から遮断されているような状態であっても，内部だけで進化すると考えるのである．

中でも心理過程は内部進化を抜きにしては考えられないとし，睡眠時の夢だとか，覚醒時の内省など，生体と外界との対話が止まった時に生じるさまざまな心理的経験はすべて内的に進化する神経過程に共存する心理現象であると主張している．

外界との対話がない状態では，最高位中枢の中の最高位レイヤーはあまり活動せず，最高位レイヤーより1段低位のレイヤー（これも最高位中枢）の活動が活発になる．その結果，この水準で新しい神経結合が生じるよう

になる(SWⅡ:71, 1884)。

　もちろん，通常の覚醒時の判断・行動の基盤となる最高位中枢の最高位レイヤーの活動でも，神経ネットワークの無数の活動のうちもっとも適したものが生き残るのだが，同じメカニズムが夢や瞑想時のような一段低水準の神経過程でも起こっていると考えるのである。

第5節　最高位中枢における神経過程の局在

　Jackson 神経学の大きな柱の1つに機能局在の理論がある。
　すでに本章第2節(23頁)でその大原則は紹介したが，大切な問題なので改めて検討する。
　すなわち，Jackson は自ら「中枢」という語を頻用することからも明らかなように，さまざまな神経過程に部位的な集中，つまり「局在」があることは自明の事実として認めている。
　ただ，問題は「局在」の意味である。部位的な集中が何を表しているのかという点で，彼の言う局在論は当時一般に受け入れられていた意味での局在論とは大きく隔たっている。

　Jackson の進化論は中枢神経系における「運動」(必ず感覚過程を含む概念で感覚要因よりも運動要因が強いという意味での運動)表現の理論において，もっとも精緻に展開されているので，局在についても運動表現の局在に絞って紹介する。
　局在というと，常に大脳皮質での局在が問題になる。
　最高位中枢においては，中位や最下位中枢とまったく同じように，感覚—運動過程が表現されるのだが，その表現のされ方は最下位から中位，中位から最高位へと，表現，表現の表現(再表現)，さらに表現の表現の表現(再・再表現)と，身体部位の運動が身体部位からの間接性を増しながら表現される。同時に，低位から中位，さらに中位から最高位へと，「表現」のされ方が複合性を増すにつれ，表現される身体部位の範囲が拡大する。

つまり，最高位中枢ではどの領域であっても，全身を含む身体部位が表現される。運動表現に限れば，別々の目的行為に適した運動はそれぞれ独自の運動表現として精緻化される。そして精緻な運動になるほど，その表現はより広範囲な身体領域(全身体)を包含する。

この最高位中枢における複雑な運動表現のありようがJacksonの言う運動の「局在」である。

1つひとつの精緻な運動はそれぞれ違う目的をもつから，その運動を支えるために動員される全身運動にも微妙な差異がある。この全身を背景にして(あるいは全身を背負って)専門化された運動が，すべて別々の神経配列として大脳の別々の領域を占める。

つまり，運動表現は大脳の特定の領域に位置を占めるのだが，その領域が表現するのは，全身運動を含む運動であって，拇指の運動とか，示指の運動といった局所的な運動では決してない。その意味で，最高位中枢における感覚—神経過程は必ず全身の運動を表現する。ただ局所的な運動が突出して(Jacksonの表現によれば，「主として」)代表されているに過ぎない。

正確に引用すると，「最高位中枢の(感覚—運動)単位は全体的に(統合的に)運動を表現し，同時に専門的に運動を表現する。すなわち，すべての単位は身体のすべての部分を表現し，かつ身体の一部を第一義的にもっとも多く表現する。つまり，進化がどれほど上昇しても，身体各部位の特異性は維持される」(SW Ⅱ: 101, 1887)

当然，彼は同時代に行われていた全体論にも局在論にも与しない。
「私は全体論者ではない。中枢という言葉のもっとも狭い意味でも，もっとも広い意味でも，身体各部位が，いかなる中枢においても均一に代表されるなどという説を決して信じない。もし，ある中枢のすべての(感覚—運動)単位が同じ方式で身体各部の筋領域を代表しているのだとしたら，実際に起こる全体として異なる筋運動(筋運動はすべて全身の筋を動

員する)をどうして表現することができるのだろう?」

また,「私は局在論者でもない。局在論者は顔の運動だけ,あるいは腕の運動だけ,あるいは下肢の運動だけの中枢があると言う。この説は健常な行為では身体の異なる領域間の運動が調整されている,という事実を無視している」(SWⅡ: 33-34, 1882)

第6節　大脳二重表現の原則

進化論とは直接繋がらないが,Jackson の中枢神経構造,とりわけ大脳神経構造についての基本的な仮説であり,心理構造理論の基盤ともなっている考え方なので紹介しておきたい。

1. Broadbent の仮説

Jackson は繰り返し,Broadbent(William Henry Broadbent 1835-1907)の仮説について言及している。

Broadbent の仮説とは,1866 年に彼が提唱したもので,「身体両側で同時に働く筋群は両側の線条体から神経支配を受けている。たとえば,肋間筋の場合,肋間筋支配神経の脊髄核は左右2つの核が交連線維で結ばれており,実際には1つの核として働いている。この統一された2つの核が左右それぞれの線条体と繋がっている」というものである(SWⅡ: 218, 1868-69)。

このため一側大脳半球に大きな破壊が生じても,麻痺側の躯幹筋は麻痺を免れ,身体一側の全面的な麻痺は起こらないのである。

一方で Broadbent は,身体一側だけを動かす筋群は反対側線条体とのみ繋がっていると考えていた(SWⅠ: 28, 1870)。

2. Jackson の大脳二重表現の仮説

Jackson はこの Broadbent の考え方を尊重しつつ,以下のような仮説を提唱した。

すなわち，基本的に身体運動はすべて左右の大脳どちらにも表現されるが，表現のされ方には運動の性質による違いがある，というものである。

　Jacksonはこの仮説を一側開始けいれん発作（第9章で詳述）の詳細な観察から導き出している。

　まず，身体を動かす筋群を一側性筋群（unilateral muscles）と両側性筋群（bilateral muscles）に分ける。一側性筋群とは身体一側だけを動かすことができる筋群で，手や足の筋群や顔面の筋群である。両側性筋群とは身体両側を動かす筋群で，後頭前頭筋，眼輪筋，胸郭筋，腹筋などである。さらに一側性筋群を大脳半球との関係によって，半球と同側にある筋群と，その反対側にある筋群の2つに区別する（SWⅡ：232, 1868-69）。

　一側開始けいれん発作をよく観察すると，まず大脳病巣と対側の一側筋群がけいれんし，ついで両側性筋群がけいれんし，最後に大脳病巣と同側の一側性筋群がけいれんし始める（SWⅡ：232, 1868-69）。

　この事実から，それぞれの大脳半球はいずれも両側の筋運動を表現していることがわかる。ただし，両側大脳にまったく同じ運動が表現されているわけではなく，左右で運動の表現の仕方に明らかな差が認められる。

　たとえば，右大脳なら右大脳を例に取ると，一側性運動は左側（対側）であれ，右側（同側）であれ，どちらもこの右大脳に表現されているが，とりわけ左側身体の運動が強く表現されている。量的に多く表現されているだけでなく，時間的にもより早く運動が実現されるようになっている（SWⅡ：248, 1869）。

　要するに，「（それぞれの半球において）身体両側の一側性筋群は両側性筋群と基本的にまったく同じ設計図にのっとって表現されている。ただし，両側性筋群は細胞と線維の量においても，灰白質の不安定さ（発火の速さと理解できよう）においても同程度に表現されているが，一側性筋群は細胞と線維の量においてきわめて不均等に表現されている」（SWⅠ：29, 1870）

　Jacksonはさらに考察を深める。

そして，結局，全神経系は二重になっているという結論に達する。しかし，その二重性は決して単純なものではない。

すなわち，大脳破壊が示す病像をみると，左大脳半球の破壊は(多くの場合)陳述喪失(第6章で取り上げる)を来すが，右半球の破壊は陳述喪失を来さない。また，右利きという現象もある。したがって，2つの大脳半球に単純に同じものが2つあるということにはならない。

2つの大脳半球のそれぞれは，身体両側のすべての種類の運動を発現する神経過程を保有しているのだが，その保有の仕方が異なっているのである。両側性にしか動かない筋群はそれぞれの半球に均等に表現されているが，両側交互に動く筋群はやや不均等に表現されている。そして，一側だけを独立に動かせる筋群，あるいは両側交互に動かせる筋群，あるいは両側を同時に動かせる筋群はそれぞれの半球できわめて不均等に表現されている。

この事実から，Jackson はさらにもう1つの仮説を立てる。

すなわち，神経系と同じように，神経系の基本的構成単位も二重構造になっていると考えるのである。

ちょうど2つの原子が1つの分子を作るように，2つの神経構成単位(原子)が1つのアクション(分子)を作る(アクションについては第1章第4節第3項参照，9頁)。2つの神経構成単位とは左右半球それぞれの中に表現されている同じ運動にかかわる感覚—運動神経配列のことである(SW Ⅱ: 236-237, 1868-69)。

左右半球に作り出されている同じ運動についての2つの神経表現(細部はお互いに異なるが)が協働して活動する時，1つの単位的作用が発現する。

この考え方は Jackson の意識論の土台をなすものである(意識論については第5章参照)。

第7節　後世への影響

　Jacksonの神経進化論は後世の神経学者たちに大きな影響を与え続けている。
　たとえば，英国の神経学者で運動野の研究で多くの業績を挙げたWalshe(Francis M.R. Walshe 1885-1973)はJacksonの大脳皮質における運動表現論を高く評価している。余談だが，彼は本書の主たる引用元であるJackson選集の編者の一人である。
　彼によれば，中枢神経系はJacksonが説いたように「統合され，かつ統合するシステム」である(Walshe, 1948)。そして「皮質は運動遂行(performance)を表現(represent)し，運動遂行に参加する部分を表現するのではない」(Walshe，同書，p152)
　「Jacksonの(神経学に対する)貢献の真髄は，単一の運動要素が単一の皮質要素の中に局在するという考え方が臨床観察や実験観察で得られる事実と合わないことをはっきりと理解し，生理学的に考えればそれ以上の何かがあるはずだ(それ以上のメカニズムが働いているはずだ)ということを理解したことである」(Walshe，同書，pp162-3)
　Jacksonは皮質運動表現が複雑に組み合わされ階層を作っていると考えたわけだが，Walsheはこの考えをまったく正しいとした。さらに，一つひとつの新たに獲得する運動はそれぞれ特定の皮質表現をもつという考えも強く支持している。
　Walsheが皮質刺激実験を基に呈示している皮質運動表現の模式図は，Jackson理論の理解に役立つものなので，引用しておきたい(Walshe，同書，p167, Fig 16)(図5)。

　Jacksonの，神経進化の動因は神経要素(それも感覚－神経過程という構造を持つ機能要素)間の競合にあるという原理的な考え方は，Edelmanが提唱した「ニューロン群選択説(theory of neuronal group selection)」

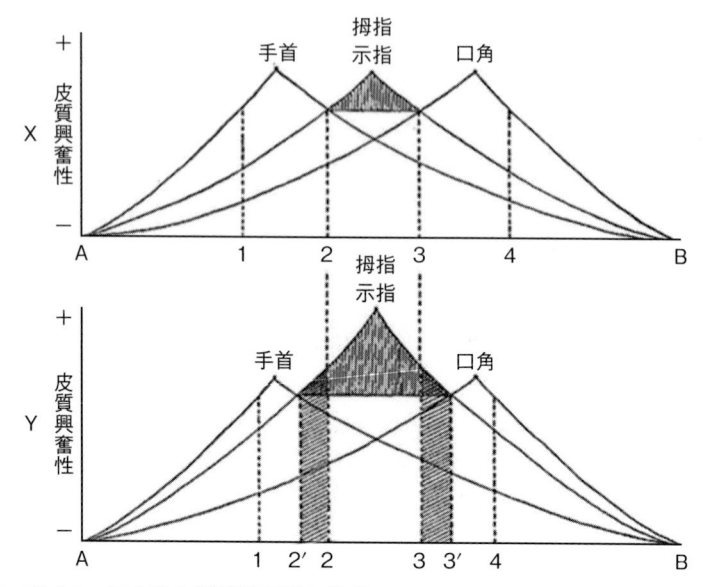

図5 Walshe による皮質運動表現の模式

横軸は正中部(A)からシルビウス裂(B)まで，運動野の広がりを示す．図の3つの山は，それぞれ手首，拇指・示指，口角の運動に参加する運動野の広がりを示す．縦軸は皮質の興奮性の程度を示す．プラスの方向へ興奮性は高くなる．

図の拇指・示指の山で，縦線で影にした領域は，皮質刺激によって主として拇指・示指(反対側)の運動だけが得られる範囲を示す．刺激を強めると，拇指・示指に加え，手首や口角の運動が誘発される(3つの山の重なりの領域)．

この影で示した領域を焦点に正中部Aからシルビウス裂Bに及ぶ運動皮質全領域が拇指・示指運動を表現する．山の裾野になるほど拇指・示指運動の表現の程度は低くなる．同様に，手首の山は手首を焦点とした運動を，口角の山は口角を焦点とした運動を表現する皮質運動領域の広がりを示す．

横軸(皮質表面)の1から2がいわゆる「手首領域」で，2から3がいわゆる「拇指・示指領域」，3から4がいわゆる「口角領域」である．

図X(上段)は皮質活動の静止状態を示す．図Y(下段)は拇指・示指運動が，この「拇指・示指領域」の閾値下先行刺激で「促通された(興奮しやすくなった)」状態を示す．この場合，全体の拇指・示指表現領域は変わらないが，閾値下刺激で促通された拇指・示指領域は拡大する(斜線領域が加わる)．この促通状態では，通常の皮質刺激が拇指・示指運動を誘発する領域は2′から3′にわたる領域へ拡大する．

(Walsche FMR：Critical studies in neurology, Livingstone, 1948, p167, Fig16 より)

にそのまま接続するように思われる(Edelman, 1989)。

　彼の仮説によると，中枢神経系は系統発生および個体発生の過程で，もともと大量で多様なパターンを持つニューロン群間の結合を準備するのだが，誕生後の環境との相互作用の中で，もっとも自己に適したニューロン群だけが選択され強化されていき，選択されなかったニューロン群間結合は失われていくという。

　Edelman 理論は緻密で高度に練り上げられており，Jackson のそれはかなり粗雑だから比較のしようはないのだが，原理的な共通性は驚くほどである。Edelman は著書の中で，Jackson に言及はしているのだが，それは階層性についてであって，残念ながら神経過程適者生存説についてではない。

　Edelman は自著のタイトルを『神経ダーウィン説(Neural Darwinism)』としているが，個体の神経系の進化が主題である分，Darwin より Jackson に近いともいえる。

　Jackson が唱えた中枢神経系構造の階層理論は現代神経科学では完全な常識になった。彼の言う3層の中枢構造説は単純に過ぎるが，中枢神経系が下位から上層へ，あるいは尾側から吻側(頭側)へ移行するほど，ニューロンの数を増やし，その分，ネットワーク構造を複雑化させている，という事実は動かない。

　大脳皮質だけをとっても，一次感覚野から二次感覚野，さらに感覚連合野，さらには連合野の連合野へとニューロン・ネットワークは複雑化し，それにつれ機能が高度化する。あるいは前頭前野から運動前野，さらに運動皮質へと，運動前段階から実際の運動指令へと，階層を下降しつつ運動実現が具体化する。

　たとえば Luria (Alexsander R. Luria 1902-1977，旧ソ連の神経心理学者)は Jackson の中枢神経系の3階層構造論を同時代を遥かに先駆けた先見的理論と評価している(Luria, 1966；1970)。

彼は別の著書で，大脳皮質，中でも感覚受容系大脳(この場合は中枢神経系全体の話ではない)の構造原理を3つの法則にまとめている．すなわち，① 皮質領域の階層性構造の法則，② 階層上昇に伴う様式特異性の減少の法則，それに③ 機能の側性化の進行の法則である(Luria, 1973)．

この考え方にはJackson 進化論の骨格がそのまま継承されていると言っても，そう間違ってはいないであろう．

こうした中枢神経系がさまざまな形で内包する階層構造(＝進化構造)の解き明かしこそが，現代神経生理学の課題なのである(Kennard et al, 1989)．

■文献

1) Darwin C : The origin of species. Penguin Books 版，1968．原著初版 1859.
2) Edelman GM : Neural Darwinism. The theory of neuronal group selection. Oxford University Press, 1989, pp315-320.
3) Kennard C, Swash M (eds) : Hierarchies in neurology. A reappraisal of a Jacksonian concept. Springer Verlag, 1989.
4) Luria AR : Higher cortical functions in man. Basic Books, 1966, pp17-18. ロシア語初版，1962.
5) Luria AR : Traumatic aphasia. Its syndromes, psychology and treatment. Mouton, 1970, pp16-18.
6) Luria AR : The working brain. Penguin Books, 1973, pp74-77. 鹿島晴雄(訳)(ロシア語原著から)：神経心理学の基礎．第2版．創造出版，1978, pp 102-104.
7) Spencer H : The principles of psychology, Vol.I, 1885.
8) Walshe FMR : Critical studies in neurology. Livingstone, 1948.

第3章
中枢神経系の解体論
doctrine of dissolution

第1節　Spencerの影響

　前節でJacksonの神経進化論を概説したが，その基本原理は身体の感覚と運動を調整し，制御する働きを担うニューロン・ネットワークが下位水準での直接的な調整・制御のメカニズム（まとめて「表現」と呼ぶ）を次第に複雑化させる，というものであった。最下位の脊髄水準では比較的単純で，その分，しっかり組織化された安定した神経構造になっているが，最高位の大脳水準では非常に複雑化し，その分，しっかりとは組織化されていない不安定な構造になっている。中枢神経系自体が進化構造なのである。
　この進化構造は決して静止しない。不断に進化し続ける構造体である。
　中枢神経系の疾患はこの不断の進化過程を破壊する。つまり，進化の逆行を引き起こす。これがJacksonの言う「解体（dissolution）」である（SWⅡ：46, 1884）。

　解体は進化と同じく，もともとはSpencerが言い出した概念である。
　「私（Jackson）は神経系疾患の科学的解明にSpencerの解体仮説が役立つだろう，とずっと考えてきた。解体とはSpencerが進化と逆の現象を表すのに用いた語である」（SWⅡ：3, 1881）
　Spencerは著書『第1原理』の中で，解体を進化の逆現象とし，宇宙

(生物，社会，天体のすべての事象を含む)の動きはすべて進化(物質の統合と運動の放散)と解体(運動の吸収と物質の分解)の原理に基づく，という壮大な理論を展開した(Spencer, 1867)。

Jackson は神経疾患という自然が作り出した実験の中に Spencer の解体理論の正しさをみたのである(SWⅠ: 147 note, 1876)。

Spencer は一般的原理としての解体を述べているだけで，特別に神経系の解体に言及しているわけではないので，これから紹介する神経解体の原理は医学者 Jackson によるまったくのオリジナルである。ちなみに Spencer の「心理学原論」には dissolution の語は見当たらない。

第2節　中枢神経系の解体の原理

進化は一般から特殊(専門)への移行である。その逆過程もある。それが解体である。解体過程では特殊から一般へと，進化が作り上げた構造が崩れていく(SWⅡ: 46, 1884)。

進化の第1原則は「もっとも強く組織化された状態から，もっとも組織化されていない状態への移行」であった(第2章第1節第2項参照，19頁)。解体の第1原則はその逆で，「もっとも組織化されていない状態から，もっとも組織化された状態への移行(分解)」である。

進化の第2原則は「もっとも単純な状態から，もっとも複雑な状態への移行」であった。解体の第2原則はその逆，つまり，「もっとも複雑な状態から，もっとも単純な状態への移行」である。

進化の第3の原則は「もっとも自動的な状態から，もっとも意図的(もっとも非自動的)な状態への移行」であった。解体の第3原則はその逆で，「もっとも意図的(もっとも非自動的)な状態から，もっとも自動的な状態への移行」である(表2)。

すなわち，神経疾患では最高度に構造が複雑で，かつ最高度に働きが不安定で，その分最高度に自動性が少ない神経過程は破壊されやすく，構造

表2　神経解体の3大原則

1. 解体はもっとも組織化されていない状態から，もっとも組織化された状態への移行
2. 解体はもっとも複雑な状態から，もっとも単純な状態への移行
3. 解体はもっとも意図的な状態から，もっとも自動的な状態への移行

が単純で，その分働きが安定し，自動性の高い神経過程は破壊を免れやすい。解体は最高位水準からより低位の水準へ進行するのである。

この説明だけでは不十分と考えたのか，後年には，「解体はもっとも新しく出現した能力，あるいはもっとも新しく完成された能力の崩壊から始まる」とも言っている(SWⅡ: 436-437, 1898)。

神経系が病気に侵されると，単純にすべてが破壊されるのではなく，一定の順序にしたがって機能が解体する。あるいは，ある方向性をもって機能が低下する。その最終段階が死である(SWⅡ: 46, 1884)。

神経疾患を進化の後じさりという視点から読み解くと，解体には崩された形ではあるが必ず一定の進化構造が残されるという，重要な事実が見えてくる。神経疾患は常に進化と解体の相互関係においてとらえるべきものである(SWⅡ: 46-47, 1884)。

中枢神経系の破壊とは，感覚―運動過程を担う構造が消滅するということだから，何かがその破壊構造から生み出されることはない。今までできていたことができなくなるだけである。したがって，破壊に直接由来する症候は「ない」。これをJacksonは「陰性症候」と呼んだ。

病者に何か病気による変化が生じたとすれば，その変化は崩れていない(残された)感覚―運動過程が生み出しているものでなければならない。これをJacksonは「陽性症候」と呼んだ。

つまり「疾患は解体に対応する陰性症候しか生み出さない。すべての(それまでになかった)症候は病的過程に冒されなかった神経要因(残存進化過程)の活動の結果である」(SWⅡ: 46, 1884)

ややわかりにくい表現だが，Jacksonの言う「疾患」を神経系の破壊という意味に限定すると，少しはわかりやすいかもしれない．つまり疾患を破壊巣の出現という狭い意味に読み換えればよい．

1つの病態を症候の羅列としてではなく，マイナス要因とプラス要因，具体的には陰性要因と陽性要因の組み合わせとして，言わば裏と表を包み込んだ立体構造ととらえるのである．この独創的な見方に，神経症候をすべて，進行中の「感覚─運動過程」の所産として力動的に理解しようとするJacksonの基本的な立場が鮮明に現れている．

こうした神経症候の二重性はJackson症候論の核心なので，ここではあらあらの話だけにとどめ，詳細は第4章に譲る．

第3節　最高位中枢の解体の原理

最高位中枢が疾患に侵されると，第1レイヤーから第4レイヤーへ向かって解体過程が下降する（レイヤーについては第2章第4節第2項参照，33頁）．

第1レイヤーが破壊されると，もっとも高次の感覚─神経過程が働かなくなり，その活動と共存する高次の意識過程が傷害される．しかし，第2レイヤー以下の進化構造は活動を維持する．

第2レイヤーに解体が及ぶと，この水準の感覚─神経過程の活動に共存する意識過程は消失する．しかし，第3レイヤー以下の進化構造は活動を維持する．

第3レイヤーに解体が及ぶと，残されて活動する最高位感覚─神経過程は第4レイヤーのみになる．おそらく心理過程はもはや出現しない．

第4レイヤーに解体が及ぶと，最高位中枢の活動は消滅する．しかし，中位中枢による呼吸や循環活動などは維持される（SWⅠ：380, 1889；SWⅡ：57, 1884）．

最高位中枢解体のより具体的な議論は失正気の章(第10章)で改めて取り上げる。

第4節　局所性解体と均一性解体

中枢性神経疾患は全組織を系統的に侵すより，脳卒中や腫瘍や外傷などでみられるように，神経系の一部を侵すことのほうが多い。この点を矛盾なく説明するため，Jackson は神経疾患による解体過程を均一性解体と局所性解体の2つに大別した。

1．均一性解体(universal dissolution)

全中枢神経系が病的過程にさらされると，神経系の進化過程は比較的均一に逆転する。この場合，全神経系の活動が低下するが，すべての水準の中枢が同じように壊れるわけではない。

Jackson は均一性解体を引き起こす病態の例としてアルコール摂取を挙げている。

アルコールは血液循環に乗って神経系のすべての領域に到達する。しかし，全領域が同等の影響を受けるわけではない。神経組織化がもっとも不安定な最高位中枢は最初に参ってしまうが，組織化がより安定している中位中枢はより長く抵抗を続ける。もっとも組織化が強い最下位中枢はもっとも長く抵抗する。

違う説明の仕方もできる，と Jackson は言う。

神経表現は最下位から最高位水準へと進化の階梯を上がるにつれ，身体表現の複合度を増してゆく。代数表現を借りるなら「次数」を増してゆく。最下位の表現を1次式とするなら，中位の表現は2次式であり，最高位の表現は3次式にたとえることができる。

これを解体の過程にあてはめ，最高位中枢の神経表現の破壊度を h(最高位 highest の h)，中位中枢の破壊度を m(中位 middle の m)，最下位中

枢の破壊度を l(最下位 lowest の l)と表すと，第 1 段階(深度)の解体度は h，第 2 段階の解体度は h^2+m，そして第 3 段階の解体度は h^3+m^2+l となる。つまり，解体が深まるほど，より上位の中枢の機能破壊が高度になる。決して同程度の破壊がだんだんと下位へ広がっていくのではない。

このように，神経解体はあくまで複合秩序(compound order)の崩壊と見るべきだ，というのが Jackson の主張である(SWⅡ: 47, 1884)。

アルコールのほか，急性非大脳性疾患でみられるせん妄も均一性解体を示す。

2. 局所性解体(local dissolution)

神経系の一部分が壊れたからといって，中枢神経系の進化の全体がまるまる逆行することはない。しかし，破壊部分では，その部分に限ってではあるが，やはり進化の逆行が起こる。

Jackson は念を押しているが，破壊は必ず最高位水準で起こるとは限らない。現実の破壊は進化のどの水準でも起こるし，神経系の一側だけでも起こる。あるいは感覚―運動過程のうち，主として感覚側を侵すこともあれば，主として運動側を侵すこともある。それでもやはり，破壊はその部位での進化の逆行という形をとる。

特に注目したいのは，最高位中枢(常に複数で表されている)の中でも局所性解体が起こる，という彼の主張である。最高位中枢は主として感覚性の感覚―運動中枢から主として運動性の感覚―運動中枢まで，さまざまな神経配列を含み，その領域は広範囲に及ぶ。したがって，最高位中枢に部分的な破壊がみられるのは，当たり前のことなのである。

彼は最高位中枢の局所性解体の例として，てんかん発作に伴うさまざまな精神症候を挙げている。また，中位中枢における局所性解体の例として，失語を挙げている。これらは破壊が大脳一側に生じたための局所性解体である(SWⅡ: 47-50, 1884)。

また，うつ病(メランコリア)や進行麻痺も局所性解体で，うつ病は後頭葉損傷由来，そして進行麻痺は前頭葉損傷由来ではないかと推定している

(SWⅡ:381, 1888-89)。

第5節　解体の諸条件とその症候発現への影響

1. 解体の深度
　本章第3節でも触れたが，症候発現は解体の深度によって異なる様相を示す。すなわち，解体深度が深ければ深いほど，残存する進化段階は低くなり，それに対応する症候も変化する(SWⅡ:51-53, 1884)。
　つまり，残される進化段階が高いほど，症候の程度は軽く，残される進化段階が低いほど，症候の程度は強い。
　右手なら右手拇指と示指のてんかん性けいれんを例に考えてみよう。同じ運動中枢の障害でも，解体の深度が浅いと，拇指と示指のけいれんだけに留まるが，解体の深度が深まると，全身けいれんを生ずることになる。しかも，けいれんの性質は複合的に悪化する。第1段階では，拇指と示指のほかは腕が少し侵されるだけだが，第2段階に進むと，腕が強く侵され，顔面も少し侵される。第3段階になると，腕は強く侵され，顔面もかなり侵され，下肢が少し侵されるようになる(SWⅡ:52, 1884)。

2. 解体の速度
　解体の速度とは，発病速度のことで，神経系の破壊が急激か緩徐かで，出現する症候が違ってくる。なぜ違ってくるかというと，上位水準の破壊が急速なほど，下位水準にある神経構造に対する制御メカニズムが急激に取り外されることになり，その分，下位に位置する神経配列の活動が普段以上に活発化するからである。
　「解体の進行が速いほど，下位中枢の活動速度が速くなる」(SWⅡ:18-19, 1881)
　とくに，てんかんの症候理解には発症速度が重要である。失語症候の理解にも解体速度の視点が重要である。

3. 学習の親近性

少しわかりにくいタイトルにしてしまったが，要するに神経系が直近に獲得，あるいは習熟した感覚―神経過程ほど壊れやすい，ということである．

神経系の破壊の時点からみて，発病に近い時期に獲得・習熟した神経配列ほど，進化的には新しい神経表現であり，その分，組織化が弱い．つまり構造として不安定である．Jacksonの表現だと，体制化の程度が低い．そういうものほど壊れやすい．

彼は例として，健忘症では新しいことはすぐ忘れてしまうが，古いことはよく思い出せる，という当時すでによく知られていた事実を挙げている（SWⅡ: 191, 1879-80）．

もっとも，健忘症でも，最直近のことは古いこととおなじくらいよく思い出せるので，この点には留保がいるとして，その説明を試みている．健忘症における即時記憶の保存という事実をJacksonはちゃんと知っていたのである．

第6節　解体される機能と残存機能の力動関係

1. 制御消失の原理（principle of loss of control）

解体が神経系に及ぼす影響は，ただ単により上位で，より組織化が不十分で，その分より専門化し，より意図性を獲得した神経配列が壊れるということだけを意味するものではない．上位が壊れるということは，その次の水準に位置し，解体の結果，相対的にもっとも専門性が高く，もっとも意図的となった神経配列の活動が解放され，強まることをも意味している（SWⅡ: 191-192, 1879-80）．

Jacksonはこのことを「制御消失の原理（principle of loss of control）」と呼び，とりわけ，てんかん（第9章参照）と失正気（第10章参照）の病態理解に応用した（SWⅡ: 298, 1875）．

進化は上位中枢に新しい感覚―運動神経過程を追加するが，同時に下位

中枢を抑え込んでいく過程でもある。「新しく加えられた（進化した）神経配列が，より下位の，より古い神経配列を支配するようになる」（SWⅠ：352-353, 1886）

だから，「より高位の機能の剥奪は，より低位の機能の解放を意味する」（SWⅡ：483, 1895）

高位運動領域の破壊で右上肢が麻痺した時，同じ身体部位で腱反射の亢進が起こるのはこのためである。あるいは，下肢の麻痺と同時に足のクロヌスが見られるのもこのためである。高位運動領域の担っている運動表現は実現できなくなるが（麻痺），下位運動領域が担っている働き（腱反射）はそれまでより亢進する。

Jacksonは「高位水準の破壊による下位水準の解放」という仮説を最初に提唱したとされるAnstie（Francis E.Anstie 1833-1874, 英国の医師，Stimulants and Narcoticsなどの著書がある）に敬意を表し，これを「Anstieの原理」と呼んだ（SWⅡ：483, 1895）。

2. 代償の原理（principle of compensation）

いったん麻痺状態に陥った手足は，完全とはいえないがある程度はその機能を回復する。なぜなのか？「代償の原理」が働くからである。

代償の原理は運動表現の進化論から自然に導き出される。

運動表現において，新しく獲得される専門性の高い運動は，それまで実現されていなかった運動なので，新しい神経配列を作り出す（新しく組織化される）。つまり別々の運動は別々の神経配列によって実現される。言い換えると，破壊された神経構造が表現していた運動は破壊を免れた神経構造によって異なった形で表現されているはずである。

Jacksonを直接引用しよう。

「破壊された部分に表現されていた運動は，少々違う秩序（order）においてではあるが，その近傍にも表現されている」（SWⅠ：173, 1874-76）

したがって，破壊された中枢水準が上位になるほど，破壊病巣に対する代償が起こりやすくなる（SWⅡ：438, 1898）。水準が上がるほど，より分化

した運動が表現され，その分，運動表現に関わる領域が広くなっているからだ。大脳半球の部分病巣では，部位によってはなんら強い症候が出ないことがあるのはこのせいである（SWI：210, 1874-76）。

ついでに，代償のメカニズムについての Jackson のたとえを紹介しよう（SWI：212-213, 1874-76）。

仮に大脳運動領域が A, B, C の 3 領域からなっているとし，身体領域は x, y, z からなるとしよう。そして，領域 A は身体部分を x^3, y^2, z の形式で表現し，領域 B は身体部分を x^2, y^3, z の形式で表現し，領域 C は身体部分を x, y^2, z^3 の形式で表現しているとする。ここで冪数は表現の複合度を表している。x^3 は領域 x が感覚―神経過程として再・再表現されていること，x^2 は領域 x が再表現されていること，x は領域 x が表現されていることを意味する。

それぞれの大脳運動領域は，いずれも身体部分の全域（x, y, z のすべて）を表現するが，表現の形式は異なっている。今，大脳運動領域の 1/3（領域 A, B, C のどれか）が破壊されたとすると，軽度の脱力しか生じない。なぜなら，ほかの大脳運動領域でも同じ筋は代表されているからである。たとえば，大脳領域 A が壊れると，x^3, y^2, z の形式で代表される身体運動はできなくなるが，大脳領域 B と C が代表する運動 x^2, y^3, z や，x, y^2, z^3 はなお実現できると考えられる。

第 7 節　後世への影響

神経解体論に基づく Jackson の神経症候学は後世に大きな影響を与えた。

具体的な影響については，症候ごとに各章で紹介するとして，代表的なものだけを挙げておこう。

たとえば Freud は当時の主流であった失語症の機械的局在説に懐疑的で，Jackson の考え方を擁護した。すなわち，失語症の症候はすべて高度

に組織化された装置の機能的退行の現れであり，機能的発展の初期段階に対応すると主張している(Freud, 1891)。

地元英国の Henry Head(1861-1940)は，Jackson 理論に基づいて独自の失語症論を展開した。すなわち，脳損傷による言語症候は残された中枢神経系の新しい統合作用の結果，つまり生体(organism)の新しい状況への全的な対応の現れである，と主張している(Head, 1926)。

あるいはドイツの(後，米国へ移住)Kurt Goldstein(1878-1965)は，脳損傷にみられる心理症候を大脳機能の脱分化(dedifferentiation)の表現とみなし，すべての症候をこの立場から解釈しようとした。彼の有名な「抽象的態度の崩壊による具体的態度の突出」という症候論がそれである。この脱分化という概念は，彼自身が何度も引用しているように Jackson の神経機能の系統的解体という考え方を下敷きにしている(Goldstein, 1948)。彼は症候を生体(organism)の病気に対する対応と見ることの重要性を繰り返し強調した(Goldstein, 1934)。

あるいは，Jackson の「上位機能の解体による下位機能の解放」という考え方は Sherrington(Charles Scott Sherrington 1857-1952. 英国の神経生理学者，ノーベル賞受賞)によって除脳硬直の発生メカニズムの説明に取り入れられ，広く知られるようになったと言われている。すなわち，Granit(Ragnar Granit 1900-1991，フィンランドの神経生理学者，ノーベル賞受賞)は，その著『評伝 Charles Scott Sherrington』の中で，「解放(release)という概念はあの偉大なる変人思想家 Jackson によって神経学に導入された」と書いている(Granit, 1966)。

■文献

1) Freud S(Stengel E 英訳)：On aphasia. A critical study. Imago Publishing Co., 1953, pp87-89. 原著 1891.
2) Goldstein K：Language and language disturbances. Aphasic symptom complexes and their significance for medicine and theory of language. Grune & Stratton, 1948, pp1-18.
3) Goldstein K：Der Aufbau des Organismus. Nijhoff, 1934. 村上仁，黒丸正四郎(訳)：生体の機能．心理学と生理学の間．みすず書房，1957，pp7-8. 英訳：The organism. Zone Books, 1995
4) Granit R：Charles Scott Sherrington. An appraisal. Nelson, 1966, p75.
5) Head H：Aphasia and kindred disorders of speech. Hafner Publishing Company, Vol 1, Vol 2. 1963. 初版 1926.
6) Spencer H：First principles. 2nd edition, Williams and Norgate 1867, Kindle e-books, location 4845-4864. 初版 1862.

第 4 章

陰性症候と陽性症候
principle of duality of symptomatology

　第3章第2節(46頁)で簡単に陰性・陽性症候論を紹介したが，この考え方は神経臨床に携わる者にとって特に重要な原理なので，重複するところもあるが改めて詳しく紹介する．

第1節　神経疾患の症候は二重

　中枢神経系の疾患は進化の解体を来すが，進化が完全に逆転することはなく，必ずある程度の進化が残される．すなわち，神経系の解体とは低次の進化段階への移行である．このことから以下の重要な原則が導き出される．

　すなわち，中枢神経系の破壊は解体を引き起こすが，破壊領域自体は何も生み出さない．生み出されるものは，すべて破壊を免れた神経配列の活動，すなわち残存進化段階(残存神経機能)の活動によるものである．
　このことを神経症候にあてはめると，症候には解体に原因する症候と，残存進化構造の働きに原因する症候という，2つの質の異なる症候が同居していることになる．すなわち，「すべての神経症候は二重状態になっており，陰性の要素と陽性の要素が存在する」

　The symptomatology of nervous diseases is a double condition ; there is a negative and there is a positive element in every case. (SWⅡ: 46-47, 1884)

　神経系の破壊は陰性状態を作り出すだけで，決して陽性状態を作り出すことはない。たとえば，いかなる疾患であっても錯覚や幻覚などの原因となることはない。錯覚や幻覚は残存神経系によって作り出される。言ってみればその出現を「許される」のである (SWⅡ: 192, 1879-80)。これらはすべて陽性症候である。

　陰性症候を生み出す条件と陽性症候を生み出す条件という2つの条件の同時存在を認めない限り，神経症候を正しく理解することはできない，というのがJacksonの一貫する主張である。
　陰性症候とは，神経系が破壊される以前の神経活動の消失を意味し，それまでできていたことができなくなることである。腕を随意に動かせていたのが動かせなくなるとする，この「動かせない＝麻痺＝運動の喪失」状態が陰性症候である。あるいは，それまで自由に話せていたのに，脳損傷の結果「自由に話せなくなる」とする。この状態が陰性症候である。できるはずのことができなくなる。
　陽性症候とは，神経系の破壊によって，それまでにみられなかった現象が観察されるようになることである。たとえば，それまでは決してみられなかったのに，腕が強く屈曲された肢位を取り続けるようになったとする。この「異常な肢位」が陽性症候である。あるいは，これまでそんなことは決してなかったのに，言葉が崩れて，「意味不明の語を話すようになった」とする。この状態が陽性症候である。あるべきでないものが現れたのである。
　もっとわかりやすく言うと，失語症の患者が「机」の名を聞かれて「椅子」と答えたとしよう。この場合，「机」と言えないのが陰性症候であり，「椅子」と答えるのが陽性症候である。ここにはある能力の消失とある能力の保存という症候の二重性が表れている (SWⅡ: 162-163, 1878-79)。

この「症候二重性の原理(principle of duality of symptomatology)」は陰性病巣を持つすべての神経疾患にあてはまる原理である(SWⅠ:370-372, 1888-89)。

　生理学的に考えると，神経系の疾患では2つの機能状態が同時に生じると考えられる。その1つは「機能の消失，あるいは機能の減退」である。これまでの機能の活動が疾患によって低下してしまう状態である。
　もう1つは「機能の亢進」である。これまでの機能が疾患によって，これまでよりも過剰に活動し始める状態である(SWⅠ:429, 1890)。
　つまり神経系の機能異常は，陰性状態と陽性状態という正反対の状態を同時に作り出す(SWⅠ:369, 1888-89)。

　Jacksonによれば，神経疾患が引き起こす多様な陽性症候は生体(organism)全体の環境への適応活動の変化を現している。
　たとえば，次のように言う。
　「神経疾患における陽性要因というのは，生体全体(organism as a whole)の環境への調整反応の残された部分である。あるいは，残された部分による，健常時に比べるとずっと一般的で，単純なレベルでの適応活動である」(SWⅡ:17-18, 1881)
　適応反応は解体の深まりにつれ，より一般的，より単純なものとなる。最後には昏睡時に見られるように循環と換気だけになってしまう。この状態は適応が生体内の臓器間調整の水準にまで落ち込んでしまっていることを示している(SWⅡ:17-18, 1881)。
　陽性症候は疾患で破壊を免れた部分の活動の現れだが，この残された部分というのは，疾患をもつ生体にとっては，決して部分ではなく，解体された段階で，生体の全体と化している。それで全部なのだ。その意味で生体は全体として環境に適応し続けているのである。

　陰性症候と陽性症候を考える時には，常に神経過程の陰性・陽性状態と

心理過程の陰性・陽性状態を区別して考え，決して混同してはならない。

たとえば，最高位中枢の疾患で意識障害がみられるとする。最高位中枢の破壊は神経過程の問題で，意識障害は心理過程の問題である。この2つを混同しないためには，どう考えればよいのか。

Jacksonは以下のように整理する。

すなわち，意識状態は心理過程であって神経過程ではないので，最高位中枢の破壊が意識障害を引き起こす（最高位中枢の破壊が意識障害の原因となる）と考えることはできない。

最高位中枢の破壊はひたすら神経過程の消失を引き起こすのであって，その結果は感覚あるいは運動の喪失（麻痺）という形をとるだけである（SWI：368, 1889）。

「神経系の病巣が『心の器官』を含めてどこに生じたとしても，その陰性条件は常に感覚過程，あるいは運動過程，あるいはその両者の『麻痺』の原因となるのであって，それ以外のことの原因には決してならない」（SWI：421, 1890）（註：彼は感覚過程の消失も『麻痺』と呼んでいる）

神経過程の破壊は神経過程の低下または喪失を引き起こすだけで，それ以上でもそれ以下でもない。心理過程は神経過程と共存するが，神経過程そのものではない。だから，神経過程が心理過程の原因になる（ここでは神経過程が意識障害の原因となる）と考えてはならない。「麻痺」だけが，たとえそれが最高位中枢という最高の水準であったとしても，その機能消失の結果であり，意識障害は麻痺という神経過程の陰性状態に共存する心理過程なのである。

以上の陰性・陽性症候の関係を図6に示す。

第2節　陰性・陽性要素それぞれの2側面

1．陰性要素の2側面

神経系の破壊はそれ自体が活動の喪失を引き起こすが，同時に，破壊さ

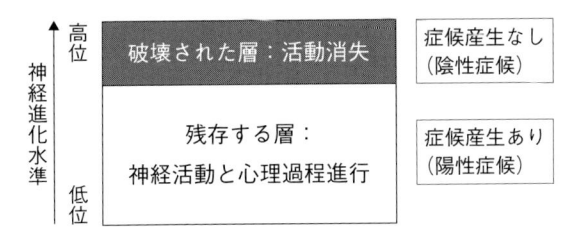

図6 陰性症候と陽性症候の力動関係

神経過程が破壊されると，その神経過程が担っていた働きは消滅する。当然，それに共存する心理過程も消滅する。これが陰性症候。しかし，破壊された層より下位の神経過程は活動を続けるため，それに共存する心理過程も活動を続ける。これが陽性症候を生み出す。

れた階層より1段下の神経配列は上位からの制御を喪失する（SWⅡ:22, 1881)。

2. 陽性要素の2側面

　神経系の破壊は，その水準の機能の喪失とともに，その水準からの制御を失った下位水準の過剰な活動を引き起こす。この活動は，残された神経配列のうち，その時の神経過程にもっとも適した神経配列の活動である。第2章で述べたが，Jacksonが進化の原動力と考えている「適者生存」の原則の発現である。このメカニズムは健常な神経過程や心理過程だけでなく，病的な神経過程や心理過程にも等しく働く（第2章第4節第3項参照，34頁)。

　陽性要素のもうひとつの側面は，過剰活動状態に陥った下位神経水準が，健常な状態に比べより一層，環境に影響されやすくなることである。ここで彼が言う「環境(environment)」とは，単に生体の外部環境だけでなく，活動している(その時の進化の最上層にある)神経配列の環境のことで，身体各部位やより低い水準の感覚神経中枢などの内部環境も含まれる。

　つまり，陽性要素には，残された神経水準自体の過剰活動と，その神経

水準の環境への過剰反応の2つの側面が区別される。
　この陽性神経症候の説明にJacksonはカエルの実験例を挙げている。
　すなわち，カエルの脊髄が切断されると，切断水準より下位の神経過程は上位からのコントロールを失ってしまう。そしてこのコントロールを受けなくなった脊髄の神経過程の活動が亢進する。このため，わずかに足へ接触するだけで，下肢全体の異常に強い動きが引き起こされる（SWⅡ：22-23, 1881）。

　陽性心理症候の2側面についても例を挙げている。
　すなわち，脳損傷やてんかんでみられる錯覚や幻覚である。
　錯覚とは，何かを何か別のものと間違えることだと定義した上で，Jacksonは椅子の上に投げかけられてあったコートを腰かけている人と間違えた例を挙げている。幻覚もその本質は錯覚で，外界条件や，身体末梢の病的状態や，より低位の感覚中枢の病的状態などに由来するものだ，と述べている（SWⅡ：23-25, 1881）。
　まず心理過程（この場合だと視覚過程）の過剰亢進状態が生じ，この過剰亢進状態が外界刺激に過剰に反応する，ということである。

第3節　解体状態に陥った病者の2側面

　Jacksonは，中枢神経疾患は生体（organism）を崩壊させるという基本的立場から，病気という部分でなく，病者という全体を見ようとした。以下の主張にその立場が鮮明に表れている。
　「（中枢神経系が）解体した患者は『自己以下』であり，同時に『自己以上』である。もっと正確には，最高水準の自己が縮小し，低位水準の自己が膨張する。ある面では，彼は外界により影響されにくくなり，同時に，別の面では外界により影響されやすくなる。彼は突然，最高位の自己であることを止め，低位の自己になる」（SWⅡ：26-27, 1881）
　中枢神経疾患は，ただ，身体の一部の臓器の障害を引き起こすのではな

い。人間存在全体に変化をもたらすのである。

この「病者」とか「自己」の変容という視点は，てんかん症候の観察から得られたものなので，てんかん患者の発作についての彼の考え方を引用しておこう。

「発作後の患者は発作前の彼とは違う存在である。発作後の彼はある面では発作前人格から何かが引かれている。同時に何かが加えられている。つまり，マイナス発作前人格であり，かつプラス発作前人格である」(SWⅡ:26-27, 1881)

この視点は失語や失認などすべての心理過程障害の理解に共通するものである。

第4節　陰性・陽性症候論前史

謙虚なJacksonは，神経症状における陰性・陽性状態の存在は以前から指摘されてきたことだと先人の業績に繰り返し言及している。どんな発見にもその前史がある，ということを知ることも重要なので，少しだけ触れておきたい。

Monro（Henry Monro 1817-没年不明）は有名なスコットランドの精神科医の5代目だそうで，1851年出版の著書『失正気論』の中で，「失正気は神経緊張の低下による。この時に生じる心理現象の過剰と過小の同時生起は，大脳各部における神経緊張の消失によるアクションの過敏性過剰と麻痺の同時生起のせいである」と述べているそうである。ここからJacksonは陰性・陽性症候の同時生起という原理を読み取ったのである(SWⅡ:8, 1881)。（註：失正気はinsanityの拙訳。第10章参照）

Laycock（Thomas Laycock 1812-1876）も同じことを言っているそう

ある。ちなみに Laycock はエジンバラの医師で内科学教授。Jackson の師である。神経系の機能として反射概念を提唱したことで有名(McHenry, 1969)。彼は、せん妄などの陽性状態にみられる活動の亢進(陽性状態)は、最高位中枢の機能の喪失あるいは障害のため(陰性状態)、その下位中枢への制御力が失われたためである、と主張していた。

　Jackson は「私の言う心理状態の二重性は Laycock 説の繰り返しにすぎない」と謙遜している(SWⅡ:7, 1881)。

　また、Anstie もすでに紹介したように、「高位中枢の活動低下は下位中枢へのコントロール機能を低下させ、下位中枢は過剰に活動する」と、同じことを言っている(SWⅠ:123 note, 1875)。(第3章第6節第1項参照、53頁)

第5節　後世への影響

　神経症候の陰性・陽性論は後世に強い影響を与え続けている。
　たとえば、Holmes(Gordon Holmes 1876-1965、Jackson 選集の編者のひとり)はその著書、Introduction to clinical neurology(1952)の中で、神経疾患でみられる症候を一次あるいは直接症候と、二次あるいは間接症候に分けている。
　一次症候は病巣に直接由来するもので、その大部分は「陰性」、つまり機能の喪失あるいは低下を示唆する。しかし、時に「陽性症候」も現れる。たとえば、末梢神経損傷に伴う痛みや、中枢神経系灰白質病巣に伴う痙縮やけいれんである。
　二次症候は通常「陽性」で、神経系の活動亢進を示唆する。
　陽性症候発現のメカニズムは2つあり、1つは損傷部位からの抑制の消失。2つは反応異常で、生理学的メカニズムの部分的損傷による。
　Jackson の名は直接引用されていないが、陰性・陽性の力動的症候論が当時の英国神経学に定着していたことをうかがわせる。

第5節　後世への影響

GoldsteinがJackson思想を高く評価していたことはすでに触れた。彼は中枢神経症候を4種類に分けている。

すなわち，

1. Jacksonの言う陰性症候。
2. Jacksonの言う陽性症候。
3. 依存性あるいは二次症候。すなわち刺激症候など。
4. 全人格の崩れを保護しようとする時に現れる症候。すなわち「破局反応」を防ごうとして現れる症候。

Jacksonの陰性・陽性症候論をほとんどそのまま受け入れているが，病巣自体の過剰活動による「刺激症候」をこの2つの分類から外し，第3の症候として独立させている。ちなみにJacksonの考えでは，刺激症候は陽性症候に入る。

4番目も，大きくはJacksonの陽性症候に入るが，Goldstein独自の理論に立つものである。(Goldstein, 1948)。

実は正確に引用すると，もう1つ「疲労と保続」という第5の症候を立てているのだが，本論とずれるので省略する。

わが国では，三浦岱栄(1901-1995)が純粋失読症についての論文の中で，Jacksonの陰性・陽性症候論に触れている(三浦，1933)。

彼は純粋失読症の発症メカニズムに機能的動態的解釈が必要だとして，患者の精神盲ないし文字盲は脱落症候でなく，残存機能の表現であると断じ，次のようにJacksonに言及している。当時の文語文は読むと楽しいのでそのまま引用しておこう(下線原文)。

「<u>此見方ハ既ニ遠クブローカノ時代ニ於テ英国の神経病学者ジャクソンニヨッテ主張セラレテ居タノデアッテ</u>，其ノ真価ハ漸ク現代ニ及ンデカラ一般ニ認メラルルニ至ッタノデアルガ(<u>モナコフ</u>，<u>ヘッド</u>，<u>ピック</u>等ノ努力ニヨリ)<u>ジッチヒニヨリテ科学的弁証法ト形容セラレタジャクソンノ方</u>

法ニヨレバ，吾人ハ神経病ノ症候学ニ於テ陽性症候と陰性症候ノ二ツヲ厳密ニ区別セネバナラヌトイフ。大脳ノ部分的破壊ニ於テ生ズル症候の中，陰性症候ノミガ真ノ意味ニ於ケル脱落症候ニ該当シ，陽性症候ハ之ニ反シテ物質的欠損ヲ免レタル後ニ残ッタ脳部分ノ機能ノ表現デアルト。サレバ吾人ハ症候ヨリ局在ヲ帰納スル際ニ従来ノ如ク素朴単純デアッテナラナイコトハ勿論デアル」

　このほかわが国では，井村恒郎(1906-1981，わが国失語症研究の大先達)が失語症候に関連した論考でJacksonの陰性・陽性症候論を簡単に紹介している(井村，1954)。

■文献

1) Goldstein K : Language and language disturbances. Grune & Stratton, 1948, pp1-18.
2) Holmes G : Introduction to clinical neurology. 2nd edition. William & Wilkins, 1952, pp4-5.
3) McHenry LC : Garrison's history of neurology. Revised and enlarged edition. Charles C. Thomas, 1969, p319.
4) 井村恒郎：精神医学研究 2．みすず書房．1967，pp144-145．〔初出．異常心理学講座第5巻，みすず書房，1954〕
5) 三浦岱栄：純粋失読症の症候学補遺．精神神経誌：36：326-371，1933．

第5章

意識
consciousness

　これまで繰り返し述べてきたように，Jackson は心理過程と神経過程を厳密に区別した。心理過程は神経過程に共存するのであって，神経過程がそのまま心理過程に蒸留されるなどということは有り得ないのである。

　心理過程は神経系の最高位中枢の活動に対応して（共存して）出現する。このことを強調して，Jackson は神経最高位中枢を「心の器官（organ of mind）」あるいは「意識の身体的基盤（physical basis of consciousness）」と呼んだ。心は神経過程を基盤にしなければ出現しないが，神経過程そのものではない。

　本章ではその厄介な心理過程，つまり意識を Jackson がどう考えていたかを整理する。

第1節　意識とは何か

　意識には解剖学的基盤がある。そしてその解剖学的基盤は感覚―運動過程（sensori-motor process）である。たとえそれが神経最高位中枢であったとしても，その構成要素はあくまで感覚―運動過程である。最高位中枢がそれ以下の中枢と異なるところがあるとすれば，それは構造の複雑さだけである。

　最高位中枢は，専門化した神経過程の中でもとりわけ専門化した神経過程だが，その神経配列は下位中枢から進化したものであり，神経配列以外

の何か別の要素が加わったわけではない。

　このもっとも専門化した神経過程のうち，さらに一層専門化した過程の活動と共存して意識が活動する。その証拠に，この高度の神経活動が消滅すると意識は消失する（SWI：185-186, 1879-80）。

　つまり，意識の消失の基盤になっているのは神経過程の最高度に複雑な機能の消失なのだが，それは最高位中枢の側からみれば，あくまで感覚—運動過程の機能消失であり，それ以上のものではない。意識は最高位中枢の神経機能の消失に対応して失われる。2つはあくまで因果関係ではなく，対応（あるいは共存）の関係にある。

　こうしたJacksonの意識論の支えはやはりSpencerである。

　JacksonはSpencerを引用し，「完全に無意識の神経活動と完全に意識的な神経活動は連続的に移行する」と述べている（SWI：188, 1876）。すなわち，意識は神経活動の進化のある段階から出現し始めるのである。

　Spencerは意識のさまざまな状態をすべて，生体と環境との対応活動の表われとみなした。すなわち，「意識のすべての様式は生体とその環境の対応という偶然の出来事に過ぎない。それらは内的関係を外的関係に適応させる時に生じる一連の協働性変化の異なった側面，あるいは異なった位相に違いない」と言っている。

　誤訳になっているかも知れない。非常に示唆に富む見方なので，念のため原文も挙げておく。

All modes of consciousness can be nothing else than incidents of the correspondence between the organism and its environment; they must all be different sides of, or different phases of, the co-ordinated groups of changes whereby internal relations are adjusted to external relations. (Spencer Vol. I, 1885, pp495-496)

　要するに，神経過程が外部状況に反応する時には，神経系の内部でさま

ざまな神経配列の変化が起こり，生体としての全体的反応を決定する。この全体としての神経系の変化と外部環境との対応の動きが意識という形式をとることがある，と考えるのである。だから，その形式は常に変化し続けることになる。つまり，意識は常に変化し続ける。

　もしこの内的神経過程が体制化(強く組織化)されていて，その時その時の調整を必要としないものならば，生体の行動は反射的なものとなり，意識を要求しない。内的調整が体制化されていず，その時その時に複雑な調整を必要とする時，初めて意識が発生する。

　生体が環境変化に対応しようとする時，最高位中枢が感覚神経過程(環境の受容)と運動神経過程(生体の反応)を制御し，適切に反応するわけだが，新しい環境変化に対し，最高位中枢がそれまで用いてきた(組織化された)神経配列活動だけを制御していたのでは反応しきれなくなった場合，最高位中枢としては新しい調整活動を作りださなければならなくなる。この段階で意識が出現すると考えるのである。

　そして，この新しい調整活動の際に現れる意識状態は，記憶(memory)，判断(reason)，感情(feeling)，意志(will)などさまざまな様相をみせる。しかし，これらさまざまな意識状態は内的関係と外的関係を調整する場合に必要な意識という1つの過程の，異なった側面あるいは異なった位相にすぎない。ある時には記憶を働かせ，ある時には判断を働かせ，などというものではない。どの働きも同時に起こっている，と考えるのである (Spencer, 1885 Vol.I, pp495-496)。

　記憶，判断，感情，および意志は決して，それぞれが独立の働きではない。いずれも意識過程そのものである。同じものでも，違う側面からみれば違う顔が見えるのだ。

　Jacksonはまた，意識は単一でなく，実際は複数の意識の系列(a series of consciousnesses)である，と断じている (SWⅡ: 185 note, 1879-80)。最高位中枢の多様な活動に共存して意識が出現するのだとしたら，当然のことであろう。意識は変化と連続がその本質である。

第 2 節　主体意識

　Jackson は意識に主体意識(subject consciousness)と客体意識(object consciousness)を区別した。
　神経進化は下位から上位への連続した移行であり，決して突然の飛躍はない，という原理から導き出されることだが，意識も同じように連続した移行である。
　つまり，意識も下位水準から上位水準へと漸進的に進化する。
　意識のもっとも低い段階は「感じ(sensibility)」である。すべての神経配列の活動にはなんらかの意識，すなわち「感じ」が随伴する。このわずかの意識状態を Jackson は「下意識(subconsciousness)」と呼んでいる(SWⅡ: 167 note, 1878-79)。あるいは閾値下の意識(under-consciousness)とも表現している。通常の意味での意識のレベル〔完全意識(full consciousness)〕に達する前の段階である(SWⅠ: 243, 1874-76)。
　そして，下意識は持続性であると言う。おそらく覚醒状態の意識(これが完全意識)や睡眠状態の意識のように変化せず，どちらをも持続的に下支えする意識，という意味での「持続性」なのであろう。

　この閾下意識を Jackson は主体意識と呼ぶ。
　彼は「話す」とか「知覚する」とかいう意識状態を例に挙げて，閾下意識を説明している。
　すなわち，「話すとは語で意識すること(to be conscious in words)であり，知覚するとは対象で意識すること(to be conscious in objects)である」(SWⅠ: 245, 1874-76)
　語「を」意識するのではない。語を使って，語「で」意識するのだ。同じように対象「を」意識するのではなく，対象「で」意識するのである。
　Jackson はこのような心的状態を完全意識状態と考えている。しかし，こうした完全意識は突然出現するわけではない。閾下意識という前段階か

ら生まれ出るのだ,と言う.
　つまり,「話す(完全意識)段階の前には,閾下意識水準での自動的かつ無意識の『語』の再生があり,知覚する(これも完全意識)段階の前には,閾下意識水準での自動的かつ無意識の『対象心像』の再生がある」(SWⅠ: 245, 1874-76)

　閾下意識のほかに,Jackson は無意識(unconsciousness)という語も使っている.
　「主体意識は一般には意識とは考えられていない.主体意識とは無意識(unconsciousness)からつながる下意識(subconsciousness)である(SWⅠ: 243 note, 1876)」,などという註がつけられているところをみると,まったくの「無」意識からぼんやりした「下」意識へと意識水準が上昇する,と考えていることがわかる.そして「下」意識は主体意識そのもので,「無」意識は主体意識より一段下位の状態なのだろう.閾下意識は下意識と無意識を包含する表現なのだと理解したい.

　いずれにせよ,意識を水準でとらえ,わずかずつ意識が明瞭化する.たとえてみれば,暗闇から明るみへと気づき(意識)が上昇する,と考えるのである.

　主体意識の神経学的基盤は,身体の全部位を表現(正確には再・再表現)している最高位中枢領域,それも主として感覚性に全身体を表現している最高位領域にある(SWⅡ: 96-97, 1887).
　主体意識の基盤である最高位中枢領域の性質を Jackson 自身の言葉で締めくくっておこう.
　「主体意識の神経基盤を構成する単位(複数)は,それぞれが全領域のミニチュアである.しかもそれぞれのミニチュアは全領域を少しずつ異なる形で表現する.これらの一体化し,かつ統合する中枢(複数)は最高位ミニチュア中枢の連続からなっており,それぞれが潜在的に全生体である.そ

れぞれが全身体領域を異なる程度に，そして異なる順序で潜在的に代表する」(SWⅡ:96-97, 1887)

第3節　客体意識

　Jacksonによると，普通一般に区別されている心理過程，すなわち意志，記憶，判断，それに情動は，すべて客体意識である。これらはSpencerが説くように，単一の意識現象の異なる側面に過ぎないが，一応このように人為的に区別しておくと，意識と最高位中枢(神経過程)との対応関係を考えやすくなるとJacksonは言う。

　では，意志，記憶，判断，情動という意識の諸側面には，それぞれどのような神経過程が対応させられるのだろう。
　意志は，運動が三重に間接的に表現されている(つまり再・再表現されている)最高位中枢の神経配列の活動に共存して活動する。とりわけ上肢，下肢，顔面，および眼の運動を表現する神経配列の活動に共存する。
　記憶，あるいは観念は，たとえば触覚性や視覚性心像(心理過程)の場合だと，手や眼球の運動が表現されている最高位中枢の神経配列の活動に共存して出現する。もちろん，触覚性や視覚性印象が表現されている最高位神経配列の活動に共存しても出現するのだが，運動表現の神経配列活動との対応の方がより重要である。
　判断は，語の最高位中枢の活動，とりわけ高度に複雑で専門性の高い構音運動が表現されている最高位神経配列に共存して出現する。
　情動は，手足，顔，声，呼吸などの運動だけでなく，多くの内臓筋の運動が表現される最高位中枢，すなわち極端に広範囲の運動が表現される最高位神経配列の活動に共存して出現する(SWⅡ:65-66, 1884)。

　すなわち，「われわれが意識状態にある時(正確には客体意識状態にある時)，あるいは人が言うように，意志している時，思い出している時，判

断している時，あるいは感じている時，これらの純粋な精神の状態と共存して，物理的な状態，すなわち全身体を表現する最高位中枢の神経配列のかすかな発射が生じる。異なる意識状態では，異なる神経配列がより強く活動する。すなわち，全身体を表現している最高位中枢の中でも，特定の身体部位をより強く表現し調整している神経配列がより強く活動する」(SWⅡ: 402, 1889)

最高位神経中枢の微妙な活動の差が，意識状態の違いとして体験されるのだから，「この4つの心理能力（意志・記憶・判断・情動）のそれぞれに別々の『中枢』が存在する，などということは考えられない」ことになる (SWⅡ: 65-66, 1884)。

心理能力 (faculty) という語は，神経過程とは切り離された独立の心理的な力を想定して使われる概念である。そんなものはあり得ない，というのが Jackson の立場である。

繰り返すが，ここで述べられている意識状態とは，すべて彼の言う客体意識に属する意識である。客体意識とは「何か」についての意識の動きである。意志する，とは何かを行おうとする心の動きであり，記憶する（あるいは観念する），とは何かを知ること，あるいは何かをもう一度知るという心の動きであり，判断する，とは語を使用している心の動きであり，情動は何かについての感情の動きである。

難解な議論だが，Jackson 思想の重要な部分である。

ところで，この客体意識論には「知覚」や「言語」が出てこない。出てくるのは意志，記憶，判断，情動だけである。なぜなら，彼の考えでは，記憶は知覚と同じ心理過程であり，言語は判断と同じ心理過程だからである。

要するに，意志，記憶，判断，および情動は，すべて同じ1つの意識の，人為的に区別された側面にすぎない。4つそれぞれの中枢などはない。あるのは，最高位神経中枢（複数）である。これら最高位中枢の活動に共存

して，意志，記憶，判断，そして情動が同時に出現する。あるいは，まったく同じことだが，意識状態が出現する。そして意識は，最高位中枢の感覚―運動過程のうち，主として運動過程の活動に共存して出現する(SWⅡ: 65-66, 1884)。

　Jacksonによれば，こうした意識過程もそもそもは低位の神経過程から進化したものである。
　すなわち，意志の解剖学的基盤となる最高位中枢は，手足の単純運動を表現する最下位中枢から進化した。
　視覚性観念や触覚性観念の解剖学的基盤となる最高位中枢は，眼球や手の単純な反射中枢であった最下位中枢から進化した。
　判断活動に働く語やシンボルの解剖学的基盤となる最高位中枢は，摂食や嚥下に関わる舌，口蓋，唇，その他の運動を表現する最下位中枢から進化した。
　情動の解剖学的基盤となる最高位中枢は，循環，呼吸，そして消化運動を表現していた最下位中枢から進化した。
　言ってみれば，最下位中枢が下働きを引き受け，下働きから解放された最高位中枢が心の解剖学的基盤となるのである(SWⅡ: 91, 1887)。

　以上の説明からも明らかだが，客体意識の出現には，最高位の感覚―運動過程の活動のうち，運動過程がより強く関与する，というのがJacksonの仮説である。

第4節　主体意識と客体意識の関係

　主体意識と客体意識はどちらも心理状態である。その違いは主体と環境の関係において，一方は主体が影響を受け，他方は主体が影響を及ぼす点にある。
　つまり，主体性(subjective)とは，環境が生体に影響を及ぼす時に生じ

る心理状態を指し，客体性(objective)とは，主体が環境に影響を及ぼす時に生じる心理状態を指す(SWI：310-311, 1880-81)。

　もう少し正確に言うと，主体意識は環境が生体全体に影響を及ぼす時に活動する神経状態に対応して生じる心理状態であり，客体意識は生体が環境変化に反応する時に活動する神経状態に対応して生じる心理状態である。前者は環境変化に対する生体の受動的変化に共存する心理状態であり，後者は環境変化に対する生体の能動的変化に共存する心理状態である。

　Jacksonはもう1つ重要なことを言っている。すなわち，意識状態は刻々に異なりつつ連続して行くのだが，そのすべての状態のそれぞれに必ず主体意識と客体意識が重なっていると言うのである。決して主体意識一般，あるいは客体意識一般という漠然たる状態が別々に想定されているのではない。

　すなわち，「環境と生体の対応関係(神経過程)は二重になっている。この神経過程の二重性に対応して，2つの意識活動が1つのリズムを作っている」(SWI：245, 1874-76；SWI：310-311, 1880-81)

　これら2つの意識状態には時間関係があって，まず主体意識が発生し，ついで客体意識が発生する。

　意識は，主体意識→客体意識→主体意識→客体意識と，2つの意識が絶えず交代し続けるダイナミックな過程なのである(図7)。

　Jacksonは次のようにも言っている。

　「主体意識は客体意識とは大きく異なっている。客体意識は主体意識から『出てくる』のである」(SWⅡ：93-94, 1887)

　たとえば，われわれがレンガを見るとする。この時レンガのイメージが意識に突然浮上するのではなく，レンガのイメージはまず主体意識で作り出され，主体意識から「出てきて」，外界へ「投射され」，客体意識となる。

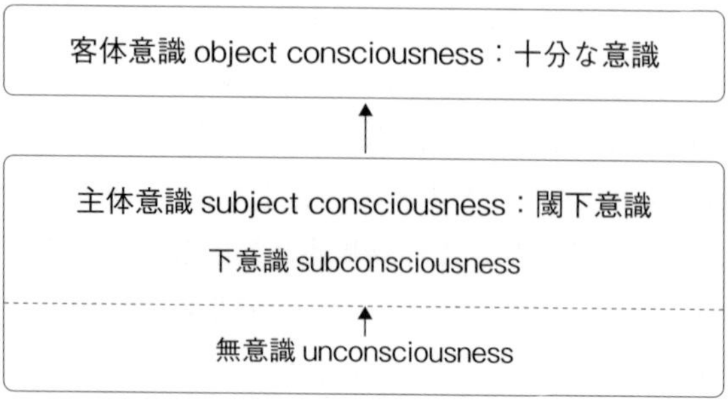

```
┌─────────────────────────────────────────┐
│    客体意識 object consciousness：十分な意識    │
└─────────────────────────────────────────┘
                    ↑
┌─────────────────────────────────────────┐
│    主体意識 subject consciousness：閾下意識    │
│           下意識 subconsciousness           │
│  - - - - - - - - - - - - - - - - - - -  │
│           ↑                              │
│         無意識 unconsciousness             │
└─────────────────────────────────────────┘
```

図7　意識の二重性
意識は二重になっている。まず，閾下意識が出現する。無意識と下意識(かすかな意識)からなる。Jackson の言う主体意識である。下意識がはっきりしてくると，十分な意識，つまり客体意識になる。主体意識と客体意識は1つのリズムを作っている。

　このように，意識は主体意識と客体意識の二重構造になっている。この二重性が自覚的な意識に一般性あるいは持続性の感情を与える。「今，意識している」，あるいは，「こんな風に意識している」などというわれわれの意識についての経験は，この二重性の表れである。われわれは「あ，こんなふうに感じた」とか，「こんなイメージが浮かんだ」などと言うが，これも二重性が言わせるのだ(SWⅡ: 199, 1879-80)。

　Jackson は，おのれの心理経験を考えてみた場合，突然何かそれ自体をそのまま，ほかの何かとの関係抜きに感じるなどということは決してないと言う。必ず何かを感じる時には，なんらかの他の感じが並存していて，その関係も同時に感じるのである。「あ，こんなセンセーションが浮かんだ」と思う時は必ず背景の経験(心理状態)があって，それとの比較の中で，あるセンセーションが析出される。1つのセンセーションがそれ自体で感じられるなどということは決して起こらないのである。

この立場からJacksonは当時の心理学における「連合論」を批判した。

心は心像にせよ，他のいかなる心理状態にせよ，複数のものを結びつけることなどはしない。いかなる心理状態も主体意識から分かれ出るのである。複数の心像が連合して別の心像を作り出すのではなく，主体意識から複数の心像が分化していくのである（SWⅡ: 97-8, 1887；SWⅡ: 212, 1893）。

正確に引用しよう。

「（心理過程では）頂点に専制的な心が座っていて，この心がセンセーション（複数）を受け取り，これらを原材料として観念（複数）を作りだし，ついで，これらの観念を結びつける，などということはやっていない。そうではなく，まず，主体意識の神経基盤である，主として遺伝性の神経構造の働きに共存して観念（複数）がまとまって生み出される。そして，これらが主体意識から出てきて，その時その時の客体意識を作りだす」（SWⅡ: 97-98, 1887）

かたまりがまず生成し（＝主体意識），次いでそのかたまりが分化する（＝客体意識），という順序である。

ちなみに，当時の英国心理学では，すべての心理過程は「観念の連合」によるというLocke（John Locke 1632-1704）などに由来する思想が主流であったと言われている（Young, 1990）。Jacksonはその立場に真っ向から異を唱えたのである。

第5節　自己意識

Jacksonは自己意識（self-consciousness）という言い方について触れているので，取り上げておきたい。

彼によれば，自己意識とは自己についての意識（consciousness of self），あるいは単純に自己（self）のことである，つまり主体意識のことである。

自己を主体意識などと呼ぶのはあまり適切でないかもしれないと断った上で，なぜそう呼ぶかといえば，主体意識は精神的であって，非物質的なものだからである。主体意識の代わりに，自己とか自己意識という言い方

をしてもよいのだが，そうしないのは医学ではそういう使い方がされないからである(SWⅡ: 95-96, 1887)。

　ここも彼の鋭いところだが，自己なる経験は決して客体にかかわる経験ではないと言う。自己を客体として意識することは可能だが，その場合の自己はすでに客体化されており，自己ではない。

　あるいは，主語"I"で象徴される心理状態が主体意識である，とも説明している(SWⅡ: 93, 1887)。日本語には，英語の"I"に完全に合致するような語彙はないが，「わたし」とか「わたくし」とか「わし」とか「おれ」とか「おいら」とか「わて」とか「拙者」とか，なんと表現しようと，あるいは一人称なしで喋ろうと，語彙のあるなしにかかわらず発語の全体が表現する話者の主観的経験が主体意識である。

　対して客体意識は「自己の開示(a revealing of self)」である(SWⅡ: 96, 1887)。

　自分にもその大部分が隠されている自己＝主体意識が，客体意識という形をとることによって，自分の前に立ち現れるのだ。

第6節　後世への影響

　Jacksonの意識論はきわめて独創的である。ただに独創的であるだけでなく，閾下意識(主体意識)から完全意識(客体意識)が出現するなど，意識に階層を認めている点，今もきわめて新鮮である。意識は進化し続けることをその本質とする現象なのだ。

　彼のこうした意識論は後世にどのように影響を与えたのだろうか。

　すでに第1章，第3章で，Freudに触れたが，もう1度，彼に登場してもらおう。

　よく知られているように，Freudは意識を意識(conscious)，前意識(preconscious)，そして無意識(unconscious)の3段階に分けているが(Freud, 1916-17)，この分類はJacksonの完全意識(full consciousness)，

下意識 (subconsciousness), 無意識 (unconsciousness) の 3 段階の区別によく似ている。

実際に Jackson の階層論が Freud の心理階層論の源になっている, という指摘もある (Brown, 1988, pp7-8)。

意識を神経進化の立場から解き明かそうとする試みで, 現代もっとも注目に値するのは Jason Brown (1938-) の唱える意識の微小発生論 (microgenesis) であろう。

微小発生論によると, 心理過程はその時その時瞬間的に生成する。

人類の中枢神経構造はそれ自体, 生体に組み込まれた人類進化の歴史を体現している。同じように, 個人の中枢神経系は, その構造と働きの中に, その個人の受胎から今に至る経験と行動の歴史をまるまる抱え込んでいる。心理過程とは, この個人の歴史を, その始まりから現在まで, 瞬間的になぞることだ, と考えるのである。

進化が, かたちある有機体を形成してきたように, 微小発生 (Jackson 流に考えれば「発生」は「進化」と同義) が, かたちなき心理過程を出現させる。心理過程が神経過程の進化と共存しつつ, その時その時, 基層 (過去といってもよい) から表層 (現在といってもよい) へ, 彼の表現を使えばコア (core) から下意識 (subconscious) へ, 下意識から個体内事象の気づき (conscious private events) へ, 個体内事象の気づきから個体外事象の気づき (extra personal space) へ展開する (Brown, 1991, pp53-78)。

Brown によると, この意識の瞬間発生説の提唱者はドイツの発達心理学者 Heinz Werner (1890-1964) だそうである (Brown, 1988, pp1-26)。

筆者には, Werner の理論形成に Jackson 理論がどの程度の影響を与えたのかはよくわからないが〔当の Werner の著書には Jackson の進化と解体の理論に触れている箇所があることはある (Werner, 1940)〕, Jackson の神経進化論および意識の階層論と微小発生論の原理的な考えには明らかに近縁性が認められる。

■文献

1) Brown JW : Mental states and perceptual experience. In Hanlon RE (ed) : Cognitive microgenesis. A neuropsychological perspective. Springer-Verlag, 1991, pp53-78.
2) Brown JW : The life of mind. Lawrence Erlbaum Associates, 1988, pp1-26, pp7-8.
3) Freud S (Strachey J 英訳) : Introductory lectures on psychoanalysis. Penguin Books, 1991, pp335-339. 原著初版 1916-1917. 懸田克躬(訳)(ドイツ語原著から) : フロイト，中央公論社世界の名著 60, 1978, pp367-371
4) Spencer H : The principles of psychology. Vol.I, 1885, pp495-496.
5) Young RM : Mind, brain, and adaptation in the nineteenth century. Oxford University Press, 1990, pp94-100.
6) Werner H : Comparative psychology of mental development. Revised edition. International Universities Press, 1980, pp31-32. 初版 1940.〔鯨岡峻，浜田寿美男(訳) : 発達心理学入門 : 精神発達の比較心理学．ミネルヴァ書房，1976〕

第 6 章
言語とその異常
affections of language

　Jackson がその発症メカニズムの解明に多くの情熱を注いだ大脳損傷性心理障害の1つはよく知られているように言語の異常である。Jackson の言語障害のとらえ方は Broca(Paul Broca 1824-1880)や Wernicke (Carl Wernicke 1848-1904)の失語症候論とはかなり違う。その理由は言語という心理過程そのもののとらえ方の独自性にある。

　Jackson は Broca の仕事をよく知り，高く評価し，実際に彼と同じ学会で失語に関する演題を発表したこともある。一方，Wernicke の仕事については，あまり知らなかったのか，きちんとした評価をしていない。その証拠に先人や同僚の仕事を何度でも引用する律儀さをみせるくせに，選集には Wernicke の名が一度も現れない。神経学断片には現れるが，名前だけである。

第1節　言語関連の Jackson 用語入門

1. 言語(language)

　Jackson は言語(language)を通常の意味よりうんと広い意味に用いている。たとえば『広辞苑』(第5版)をみると，言語とは「人間が音声または文字を用いて思想・感情・意志などを伝達したり，理解したりするために用いる記号体系。またはそれを用いる行為」とある。これが普通の用い方である。対して Jackson の言う言語は人間の表現(expression)にかかわる

心の働きすべてを指す。

正確に引用しよう。

「表現のすべての様態(受動と能動)を『言語』と呼ぶことにする。言語をこのようなきわめて広い意味に用いると，たとえば，『スピーチ(speech，後に詳しく説明)』を失った患者はより自動的な言語状態に陥った，という言い方が可能になる(二重括弧は筆者)」(SWⅡ：134, 1874)

そして，こう言語を定義した上で，彼は言語をさらに知的言語(intellectual language)と情動言語(emotional language)に大別する。

知的言語とは，『プロポジション(proposition，後に詳しく説明)』を作る働きである。これにはスピーチだけでなく，パントマイム〔身振り表現(pantomime)〕が含まれる。

情動言語とは，自分の感情状態を表出する能力で，言語の自動的表出の一つの形式である。微笑んだり，笑ったり，声の調子を変えたり，歌ったりする能力である(Jackson, 1868. Brain：1915所収；SWⅡ：134, 1874)。

Jacksonによれば，情動亢進に伴うOh !, Ah !, Oh dear !, Bless my life !, Damn，などの発語もすべて情動言語である(SWⅡ：159, 1878-79)。

2．陳述あるいは命題性言語(speech)

Jacksonの定義では，スピーチは言語よりずっと限定的な心理過程である。

スピーチは現在の失語症関係の文献では「言語」と訳されることが多い。たとえばspontaneous speechは自発言語，speech areaは言語領域など。Jacksonのaffection of speechも言語障害と訳されることが多い。

しかし，ことJacksonに限れば，スピーチは言語と全く同じ意味には使われていない。言語は，前項で述べたように，ずっと広い心理過程を表しているので，スピーチには，どうしてもなにか別の訳語を用意しなければ話が前へ進められない。

スピーチを英語辞書で引くと「話す能力，口頭による意志伝達，発話，発言，陳述…」などとある。

ではスピーチを辞書どおりに「発話」と訳してもよいかというとそうもいかない。なぜなら，Jackson の定義する「話す (speak)」とは，ただ単に言葉を口から出すことではなく，「プロポジション化 (propositionise) すること」だからである。

To speak is to propositionise. (SWⅡ: 130, 1874 ; SWⅡ: 159, 1878-79 ; SWⅡ: 172, 1879-80 ; SWⅡ: 205, 1893)

そしてこれがまた厄介なのだが，このプロポジション化あるいはその名詞形プロポジションがなかなか訳しにくい。言語学や哲学などではプロポジションは「命題」と訳されるが，命題と訳してしまうと，Jackson が頭に描いていた概念とは微妙なずれが出てくるからである。

というのも，現在行われている「命題」の定義は言語作用に限られていて，きわめて厳密である。
　ある哲学辞典によると「命題 (proposition) とは，『断定の意味を表す文』のこと。あるいは『文の意味内容のこと』」とある。また，論理学的な定義もあって，この場合は「『S は P である』の形式を持つもの，つまり主語・述語の関係がその中にあるもの」などとある (思想の科学研究会：哲学・論理用語辞典, 1959)。

一方，Jackson のプロポジションは次のような意味に使われている。
　「たとえば，文『Gold is yellow』を考えてみよう。このプロポジションは 2 つの名前 (names) からなるが，それぞれの名前は人為的な約束によって決められた位置 (よく発達した言語では文法と呼ばれる) に置かれることで，お互いの意味を限定し，修飾する」(SWⅡ: 227, 1868-69)
　あるいは次のようにも言う。
　「われわれが 1 つのプロポジションを理解する時，2 つの事物の関係が呈示される」(SWⅡ: 130 note, 1874)

あるいは,
「1つのプロポジションは,語と語の関係が新しい意味を作り出す,そのような関係である。2つの語の意味がそれぞれ併置されたままになるのではなく,お互いの意味がお互いによって限定される,そのような関係である」(SWⅡ:159, 1878-79)

つまり,2つの語がお互いの関係によって,新しい意味を表すようになるのがJacksonの定義するプロポジションである。

このプロポジションの定義は先に引用した哲学辞書の定義する「命題」の定義と同じとは言えない。断定の意味を表す,とか 主語・述語の関係にある,などとは決して言っていないのである。

ついでに,少しややこしい話を付け加えると,プロポジションはこのように基本的には最低2つの語を必要とする。スピーチはこのプロポジションを単位とする心理過程なのである。しかし,もし別の語との関係が暗黙のうちに示唆されていることが了解できる場合は,1語だけが用いられていても,プロポジションと考えてよい,とも主張している。つまり,Jacksonにとってプロポジションは単なる形式ではない。その内容が問題なのだ(SWⅡ:159-160, 1878-79)。

それどころかJacksonはプロポジションを知覚の心理過程の説明にも用いている(知覚は次章で改めて取り上げる)。
知覚もプロポジションなのである。
すなわち,「(私は)知覚という語を1つの過程を表すのに用いる。すなわち,『心像(複数)のプロポジション』という過程を表すのに用いる」と言う。

そもそもJacksonのプロポジションは,Spencerの定義に基づいている。
Spencerが,プロポジションという語を言葉のような心理現象だけでなく,知覚のような非言語的現象の説明にも使っているのである。

Spencer は言う。

「生理学的なプロポジションは内的な関係が検討の対象である。しかし，心理学的なプロポジションには，この生理学的内的関係に外的な関係が本質的なものとして加わってくる」

そして，次のように言う。

「1つの心理的プロポジションは2つのプロポジションから成り立っている。1つは主体に関連するプロポジション，もう1つは客体に関連するプロポジションである。2つのプロポジションはそのそれぞれが2つの項目(要素)を関連づけるから，1つの心理的プロポジションは結局4つの項目を関係づけることになる」(Spencer, Volume I, 1885, p132)

たとえば，われわれがリンゴを食べる時，われわれの心では何が起こっているのだろう？

まず下意識水準で，リンゴの色のこれまでの経験とリンゴの味のこれまでの経験がプロポジション化される。ついで意識水準で，外界に存在するリンゴの色のセンセーションとリンゴの味のセンセーションがプロポジション化される。最後に，この2つのプロポジションが1つにプロポジション化される。これがリンゴの心理的なプロポジション，すなわちリンゴの知覚である。

このややこしい関係を図にしておこう(図8)。

そして，次のように結論づける。

「すべてのプロポジションは1つの関係を表す。そして，すべての関係は2つの項目の間に存在する。この事実は，明確な思い(thought)にはその構成成分の系列的配置が必要であることを示している」(Spencer, 同書, p406)

1つの項目がポツンとあったとしてもそれは思いではない。心の中で2つの項目(事象であれ，記号であれ)を関係づけることが思いなのである。

では Spencer/Jackson 流のプロポジションをどう訳せばよいのか？

なるべく正確にと考えると「(2者)関係づけ」ということになるのでは

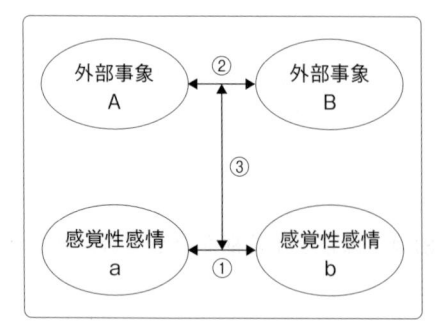

事象A：リンゴの色，事象B：リンゴの味，
感覚性感情a：リンゴの色のセンセーション，
感覚性感情b：リンゴの味のセンセーション，
⟷　：関係づけ

図8　Spencerの定義するプロポジション
○数字は関係づけ(プロポジション)を表す。1つの心理的プロポジション③は主体意識内で立ち上げられるプロポジション①と，客体意識内で立ち上げられるプロポジション②を関係づける。つまり4つの項目(A，B，a，b)が1つに関係づけられる。双方向矢印1本がそれぞれ1つのプロポジションを表す。

ないかと思うが，1つの語になってくれないので，どうも座りが悪い。いまいちである。

　妥協策として，一応，これまでの先人の訳を尊重し，「命題」と訳すことにする。ただし，本書で言う命題は，あくまでSpencer/Jackson用語としての「proposition：(2者)関係づけ」の意味であり，現代の言語学的あるいは論理学的な意味よりかなりゆるやかな概念であることを念頭に置いておいていただきたい。

　結局，初めに紹介したJacksonの「To speak is to propositionise」というテーゼを日本語にすると「話すとは命題化すること」となる(SWⅡ：159,1878-79)。

　Jacksonの言うスピーチは，言語一般を包括する概念ではなく，命題を表す言語(命題性言語)という狭い範囲の言語を指す概念なのである。しかし，いちいち命題性言語と言うのも堅苦しいし，使いにくい。そこで，話をさらに複雑にしそうで不安なのだが，もう少し軟らかい「陳述」という語をJacksonの言うスピーチの訳語としたい。

突然なぜ「陳述」か？

実は「陳述」は，先にも引用したように英和辞書の speech の訳の1つに採用されているのである。

『広辞苑』（第5版）によれば，陳述とは「言語表現において，個々の語の内容を統合し，具体的な表現として成り立たせる作用」とある。さらに「山田孝雄(日本文法学者。1875-1958)は，陳述を主位観念と賓位観念とを統合し，文として成り立たせる作用と定義した」という解説がつけてある。

そこで，山田孝雄の著書を覗いてみると，彼は「陳述」を定義して，「そもそも陳述をなすということは之を思想の方面からいへば，主位の観念と賓位の観念との2者の関係を明らかにすることで，その主賓の2者が合一すべき関係にあるか，合一すべからぬ関係にあるかを決定する思想の作用を以て内面の要素として，それを言語の上に発表したものである」と書いている(山田，2009, p104)。

また，「主格と賓格との対立及びそれらを述格で統一するといふ事は人間の思想の了解作用の必然の現象であり，それは論理学上にいふ命題の形式をとるものである」とも述べている(山田，同書，p145)。

そこで筆者の自己責任で，「陳述とは2つの観念を関係づけて，新しい思想を表現すること」と勝手に定義しなおした上で，「陳述」をJacksonの言うスピーチの訳語に使わせていただくことにする。

3. 語(word)

次に検討しなければならないのは，Jackson が頻用する「語(word)」の意味である。

まず，当たり前すぎるが，「語は心理的なもの(psychical thing)である」という点をしっかり頭に入れておきたい(SWⅡ: 205, 1893)。

語は心理現象であり，構音運動に共存する。より正確には，構音運動を表現する大脳神経配列の活動に共存する。

あくまで構音運動に共存する心理現象なので，それ自体は意味をもたない。

語は観念(idea)を喚起することで，初めて意味をもつ。Jackson の言う

観念とは，もっとも単純には，記憶性知覚心像である。つまりそこに事物はないのに喚起されるその事物の心像である。

　語を処理する過程，つまり語を語として受容する神経過程は，ある意味で個人（心理過程）を超えて共通する。たとえば，Jacksonが話し相手に「Gold is yellow」と言ったとして，相手がこれを理解するには，まず「Gold is yellow」がそのまま相手の神経過程に再現されなければならない。再現されるためには，Jacksonが働かせたのと同じ神経過程が相手の中でも働かなければならない。この同じ神経過程の活動が語（心理過程）の神経基盤である。

　Jacksonの持っている「語」（正確には語そのものでなく，語に対応する神経配列の活動）が相手の持っている「語」を賦活するのである。これが同じ言葉を話すということだ。もし言葉が通じない同士なら，話者と聞き手の両者で，同じ神経配列が賦活されることはない。

　語の神経基盤は，構音系列のうちでも特に高度に専門化した感覚―運動神経過程である。語を発する時，あるいは語を受け取る時，この神経過程が活動する。受け取る時は神経活動の程度は軽微で，構音（運動）は実際に起こらない。実際の構音に達しないが，かすかな運動性神経過程，Jacksonの表現だと，萌芽的運動（nascent movement）あるいは架空の運動（ideal movement）が生じる（SWⅡ：133, 1874）。

　繰り返すが，語（その基盤は感覚―運動性神経過程）はそれ自体として意味をもたない。構音運動の経験（心理過程）が生み出されるだけである。「心理的なもの」だが，意味はない。意味は語が何か別のものと結びつく時，初めて発生する。

　たとえば，語"ball"は無意味だが，語"ball"が実物のボールの心像を喚起することで，語は意味を表すのである（SWⅡ：139, 1874）（図9）。

　一般的には，語は観念そのものと考えられているが，Jacksonの考えは違う。語は運動の経験（心理過程）以上のものではない。しかも，必ず常に意識されるとは限らない経験である。必ず意識化されるのであれば心像

第1節　言語関連のJackson用語入門　89

神経基盤	心理過程	心理作用
聴覚―構音系列	語"ボール"	語それ自体は無意味
↓組織化	↓結合	↓指示(象徴)
網膜―眼運動系列	事物"ボール"の視覚性心像	意味成立

図9　語と事物の関係
語"ボール"の神経基盤は聴覚印象と構音運動の調整によって作られる．聴覚・構音神経系列が活動すると，その神経過程に対応して語"ボール"の心理過程（アクション）が生まれる．事物"ボール"の神経基盤は網膜印象と眼運動の調整によって作られる．網膜・眼運動系列が活動すると，その神経過程に対応して事物"ボール"の視覚性心像が生まれる．語"ボール"それ自体は意味をもたないが，語が視覚性心像"ボール"と結びつくことで意味が生まれる．つまり語"ボール"は事物"ボール"を象徴する．

(image) のカテゴリーに入るが，そうではない．運動の心像ではなく，運動に伴う心理過程である．

　わかりにくいが，大事なところである．
　Jacksonの「語」を，たとえば言語学者Saussure（Ferdinand de Saussure 1857-1913）が，言語記号とは聴覚映像（名前）と概念（名前の相手）の結びついたものであると言った時の，聴覚映像と類似のものと考えればよい（ソシュール，1972）．Saussureは聴覚性を強調して聴覚映像と言い，Jacksonは運動性を強調して語と言っているが，どちらもそれ自体は意味をもたない．
　語自体は何かの，あるいは何かの心像の象徴である（SWⅡ：165, 1878-79）．

4．語（word）・陳述（speech）・発語（utterance）
　さて，語と陳述の関係である．
　Jacksonによれば，「陳述とは，単に語を発することではない」（SWⅡ：130, 1874）

語を発するだけでは陳述にはならない．語と語を関係化し，別の水準の意味を実現するのが陳述である．

語は陳述の構成要素（項目）にすぎない．

たとえ語が複数表出されたとしても，それらの語が関係づけられていなければ，つまり命題化されていなければ陳述ではない．

Jackson はお互いを関係づけていない複数語の表出（大脳損傷ではよくあることだ）をアタランス（utterance）と呼んでいる．本書では「発語」と訳すことにする．一般に使われる意味ではなく，語が命題化されないまま，羅列的に表出される，という特殊な意味に用いる．

5．語活用（verbalizing）

厄介な Jackson 語に，もう1つ「verbalizing」というのがある．Jackson によれば，verbalizing は「語の働き方のすべて」を意味している（SWⅡ: 132, 1874；SWⅡ: 187, 1879-80）．

これも訳に困るが，一応彼の意を汲んで，「語活用」としたい．語，それも手持ちの語の活用という意味を表したつもりである．日本語文法で使われる動詞の活用，などの活用からの連想である．もっと適訳がありそうな気もするが，思いつかない．

Jackson によれば，命題性言語には2種類ある．1つは陳述に働く言語で，構音運動が実現される．つまり思想が表出される．もう1つは，陳述を受け取る時に働く言語である．相手の陳述を理解する時，まず聞き手の脳内に，相手と同じ語系列に対応する感覚―運動過程（構音運動過程）が自動的に賦活される．しかし，賦活の程度は運動実現に至るほど強くなく，萌芽的運動に留まる．したがって意識されることはない．この後，相手の発した命題が理解される．

第1の場合は，意図的に自分の手持ちの語を活用する．しかし，実は，この陳述には前段階，すなわち，自動的・下意識的な語の活用段階が想定されている．自動的語活用を土台に意図的語活用が可能になる．

第2の場合は，まったく自動的に自分の手持ちの語（自分の神経過程と

共存)が活性化される。
　語活用とは，この意図的および自動的な語の働き方のことである(SWⅠ:65, 1875)。

　まとめると，語を用いて命題を表現すること(思想を表現すること)を陳述(命題性言語)という。
　相手の陳述内容(命題)を理解することも命題性言語である。
　語を用いてはいるが，命題化されていない語の表出を発語という。
　陳述および陳述理解のいずれの場合にも，(手持ちの)語が再生され，使用される。この働きを語活用という。

第2節　言語障害の3段階

　Jacksonは当初，言語障害を性質の異なる2つのグループ(クラスⅠとクラスⅡ)に区別した(Jackson, 1868. Brain：1915所収)。しかし後年になって，クラス分けを廃し，重症度に基づいて3段階を区別するようになる。いずれにしても，これは経験的な区分けであって，科学的な意味での分類ではない，と断っている。
　本節では，この重症度による区別を紹介する。すなわち，陳述欠陥(defect of speech)，陳述喪失(loss of speech)，および言語喪失(loss of language)の3段階である。少しずつ言語障害の程度が強くなる(SWⅡ:161-198, 1878-79)。
　軽いほうからみていこう。

1．陳述欠陥(defect of speech)
　1868年の区分けではクラスⅡである。
　語の使い方を間違う。あるいは語をあいまいに，あるいは擬似比喩的に使う。
　このタイプの患者は語彙は失っていないと考えられる。

陰性症候と陽性症候の2つを区別しなければならない。

たとえば，患者はonionをorangeと言い，tableをchairと言う。この場合，onionあるいはtableという正しい語を言えないのが陰性症候で，間違ってorangeあるいはchairと言うのが陽性症候である(SWⅡ:161, 1878-79)。

間違いは意味が類似している場合(後の失語学でいう意味性錯語)もあるし，音が類似している場合(同，音韻性錯語)もある。Jacksonの推論によれば，より体制化されているか，より初期に獲得した語が出現しやすい。

また，患者はいったん発した語をたとえそれが間違った語であっても，発し続けることがある(SWⅡ:198, 1879-80)。

陳述欠陥では，患者は片麻痺を伴わないか，伴っても一時的である(SWⅡ:157, 1878-79)。

病巣はBroca領域の一部分である(SWⅠ:456, 1890)。

破壊は部分的なので，Broca領域の解体は浅く，残された進化水準は高い(SWⅠ:457, 1890)。

以上から，おそらくBroca失語の軽度なものを陳述欠陥と考えていたのだろうと推定される。語の間違いが多い，ということは語の解剖学的基盤である構音運動の高位神経中枢の活動が完全には破壊されず，より多く残されていることを意味している(Jackson, 1868. Brain:1915所収)。

2. 陳述喪失(loss of speech)

1868年の区分けではクラスⅠである。

陳述欠陥より重篤な言語表出障害を呈する。陳述能力がほぼ完全に消失する。すなわち複数の語を関係づけて，新しい思想を表現する能力(命題化能力)が失われる。

陰性症候と陽性症候に分けて整理されている。

まず陰性症候。

(1) 患者は陳述できない。

ただし，例外がある。

1つ目の例外は，yes，あるいは no，あるいはこの両者が再帰性に出現する場合である（再帰性発語：後述）。もし，これらの単独語が同意や拒否に使われているのであれば，その場合に限っては，患者は陳述している，と考えられる。

2つ目の例外は，ある単純な状況に合わせて，たまたま適切なフレーズが発せられる場合である（偶発性発語：後述）。この場合もその状況に限っては，陳述能力を示していると考えられる。

(2) 患者は書くことができない。

陳述喪失の唯一の証拠である。書くべき命題をもたないので，書くことができない。この場合の「書く」は自己を表現する，という意味である。

字は作れる（書くという表現を回避している点に注意）。文字心像が保たれていることを意味している。

(3) 患者は読むことができない。声を出して読むことができないだけでなく，黙読もできない。

(4) 患者はサインを作ることができない。すなわち身振りによる命題表現ができない。身体を使っての表現には，身振り表現（pantomime）と情動表現（gesticulation）が区別されているが，できないのは身振り表現のほうである。

以上の4陰性症候に加え，症例によっては，命じられた運動を実現できないことがある。たとえば，舌を出せといわれて，舌を出すことができない。命令は理解し，かつその身体部位を用いるほかの運動は実現できるにもかかわらず，である（この点については第8章で改めて取り上げる）。

次は陽性症候。

(1)患者はこちらが言うことや，読んで聞かせられたことを理解できる。すなわち，患者は陳述喪失状態にあるが，語喪失状態にはない。語活用の第1段階は保存されている。

(2)患者の構音器官は見たところよく動く。その証拠に，摂食，飲水，嚥下に障害はない。さらに再帰性発語がみられるし，偶発性発語もみられる。

(3)発声器官もよく動く。歌を歌えることもある。

(4)情動言語は障害されない。その証拠に患者は微笑むし，笑うし，渋面を作るし，声音を適切に変化させる。患者はごく簡単なサインしか作れないが，情動的な身体表現の能力は病前と同じで，よく保たれる(SWⅡ：161-165, 1878-79)。

以上がJacksonの「陳述喪失」の病像である。

陳述喪失では，Broca領域の解体は非常に深く，残された進化水準は非常に低い(SWⅠ：456, 1890)。

現代の重度Broca失語に相当すると考えられる。

陳述喪失は陳述欠陥の重症型とみなされている。あえて2つに分けたのは，「語の間違い」の多少に注目したからである。

3. 言語喪失(loss of language)

言語喪失では，患者は命題性言語を失うだけでなく，パントマイム能力も失う。つまり，知的言語はすべて失われる。さらに，情動言語も強く侵される(SWⅡ：161, 1878-79)。

言語喪失についての記載はこれだけで，具体的な症例はまったく呈示されていない。理論的な分類をすれば，こういう状態もある，ということだろう。

表3　言語障害の3段階

障害段階	陰性条件 (失われる言語)	陽性条件 (残る言語)
第1度　陳述欠陥	"TABLE"と言わない 正しい語が出ない	"CHAIR"と言う 間違った語が出る
第2度　陳述喪失	陳述ほとんど喪失 パントマイム喪失	再帰性発語 偶発性発語 情動言語
第3度　言語喪失	陳述喪失 パントマイム喪失 情動言語喪失	

さしずめ今なら全失語状態がこの病像にもっとも近いかもしれない。この3段階の言語障害を表3にまとめておこう。

第3節　陳述障害にみられる症候

Jacksonの陳述障害(affections of speech)論に出てくる症候のうち重要なものをいくつか拾い出して，まとめておきたい。

1．構音失調(ataxy of articulation)

後には構音困難(difficulty of articulation)とも呼んでいる。

Jacksonによれば，構音運動は特定の語の実現に向けて，多くの筋運動を統合する高度に専門性の高い運動である。この構音運動に共存して心理過程である語が経験される(心理過程といっても意識されるものとは限らない．本章第1節第3項参照，88頁)。したがって構音失調は一種の心理過程の障害でもある。

この立場からすると，構音と陳述を区別するのは現実的でないことになる。

すなわち，(陳述障害にみられる)構音失調では，舌や口蓋や口唇の運動

麻痺がみられないことからみても，明らかに陳述障害に近い心理過程の障害であり，運動麻痺よりはむしろ語の間違いや観念の混乱に連続する障害と考えるべきなのである(SWⅡ：223 note, 1868-69)。

構音失調と語の間違いは，いずれも感覚─運動神経過程の損傷に由来する症候であり，前者は進化段階の低い感覚─運動神経配列の障害の表れであり，後者はより高い進化段階の感覚─運動神経配列の障害の表れである(SWⅠ：84, 1873)。

彼の神経進化論に立てば，当然の考え方であろう。

2. 再帰性発語(recurring utterance)

陳述がいっさいできない重篤な患者も，なんらかの語やフレーズの手持ちがあり，これらの語だけは常に発することができる。

Jacksonは，この常に発せられる語やフレーズを「在庫語(stock word)」あるいは「在庫フレーズ(stock phrase)」と呼び，まとめて「在庫発語(stock utterance)」と呼んでいる。在庫発語それ自体は明瞭に発音される。舌に麻痺がないことの決定的な証拠である。

これが再帰性発語(recurring utterance)である(SWⅡ：153, 1878)。

具体例として，Jacksonはジャルゴン(たとえばyabby)，単語(たとえばman, one, awfulなど)，フレーズ(たとえばCome on, Come on to me, Oh! my god!など)，そしてyes，あるいはno，その両者などを挙げている。

こうした再帰性発語に命題性はない。

ただ，例外があり，yesやnoだけが再帰性に発される場合でも，時には命題価値をもって発せられることもあるので，その解釈には慎重でなければならない。

この場合は，陳述喪失においても，わずかな陳述能力が残されていると考えられる(SWⅡ：172, 1879-80)。

3. 偶発性発語(occasional utterance)

重い陳述障害の患者が，たまたま，ののしりの言葉や驚きの言葉を発す

ることがある。再帰性発語のようにいつも発せられるのではなく，何かの状況で「偶発性」に発せられる。

　このような発語を Jackson は偶発性発語と呼んで，再帰性発語と区別した。再帰性発語と同じく，発語自体は明瞭に構音されているのが特徴である (SWⅡ：153, 1878)。

　Jackson は偶発性発語を命題性の程度に応じ，命題性が全く認められないものから，はっきり命題性の認められるものまで，3段階に分けて整理している (SWⅡ：178-182, 1879-80)。

第1段階：命題性の認められない発語。発せられるのはすべて情動言語に属する。Oh !, Ah !, Oh dear !, Bless my life !, Damn, など。

第2段階：ある程度の命題性を有する発語。相手になんとか通じる程度の発語。たとえば，馬についていて，「Wo, wo !（どうどう：止まれ！）」とか，子供が落ちそうな時に「Take care !」とか，別れの時に「Good-bye」など，状況に合わせ適切に発せられるもの。ただ意味はそれほど限定的でなく，あいまいである。

第3段階：真の陳述。家族に娘のことを尋ねて，「How is Alice getting on ?（アリスはどうしている？）」とか，息子に大工道具のありかを尋ねられて，「Master's.（旦那の店）」と答えるなど。意味は限定され，しっかりと話者の思想が表出されている。

　この場合，真の陳述か単なる発語かの区別の決め手は，その発話が特定の，そして新しい状況に正しくあてはめらているかどうかにある。うまくあてはめられた言葉なら，それは命題価値を有していると考えられる。発せられた言葉が，命題価値を有しているか，いないかの判断に語数や語配列の複雑度は重要ではない。

4. 手回しオルガン症候（barrel organism）

現象自体は再帰性発語とほぼ同じだが，発生契機とその経過がやや特殊なものである。

陳述欠陥患者で，正誤はともあれ，ある語を発し，発した後はその同じ語を発し続ける場合がある。あるいは，話し掛けに応じて，正しい答えを発し（たとえば「very well」など），次の話し掛けに対しても，それが間違っていることに気づきながらも，その同じ答えを発し続けることがある（SWⅡ：198, 1879-80）。

初めてこのような特異な症候を記載したのは Gairdner だそうで，彼はこの同じ言葉の繰り返しを「患者は語や単語を彼の携帯用手回しオルガンに載せてしまうのだ」と比喩的に表現している（SWⅡ：198, 1879-80）。

Jackson は，この感覚―運動神経配列にセットされてしまった発語のうち，陳述欠陥でみられる一時的な再帰性発語を「一過性手回しオルガン症候」と呼び，陳述喪失でみられる永続的な再帰性発語を「永続性手回しオルガン症候」と呼んでいる（SWⅡ：198, 1879-80）。

ただ，原則的には，手回しオルガン症候は陳述欠陥にみられる症候で，陳述喪失にみられる再帰性発語に手回しオルガン症候がみられるかどうかははっきりしない，と述べている。

手回しオルガン症候は，陳述欠陥患者の書字でもみられる。この場合，患者はまず何かを少し書き，その後，その同じシラブルや語を何度も何度も書き続ける（SWⅡ：198, 1879-80）。

陳述欠陥では，このように，たまたま正しい陳述（正しい返答など）をしたものの，その後はただその同じ語系列を繰り返し発し続ける場合がある。しかも，この語系列を，それが自分の発した言葉であるにもかかわらず，命令に応じて繰り返すことはできない。発語が意図的に発せられたものでないことの証拠である。

5. 陳述と発語の境界

繰り返すが，Jackson にとって，陳述と発語はまったく性質の異なる現

象である。発語は不随意的(自動的)な高位神経中枢の活動の結果であり，その中に思想は表現されていない。

「陳述喪失患者に発語がみられることは，患者が不随意的には語を発することができることを意味している。しかしこの発語は陳述ではない。これらは，繰り返しや広範囲の連合によって形成された(感覚―運動神経配列の)定式(formula)である。定式が自動的に賦活されるのである」(SWⅡ:222, 1868-69)

ただ，意図性言語(命題性言語)と自動性発語の移行は連続的なので，その境界で発生する発話については，一概に命題言語か自動言語かのどちらかに振り分けられるものではない，としている。

すなわち，「認めなければならないことだが，わたしが陳述喪失に分類する患者の中には，yesとかnoを再帰性に表出する例がある。この場合，yesやnoが適切に使われていれば，その発語は命題価値を有している。それでは，陳述喪失とは言えないのではないか，という議論になるが，この場合のyesやnoはその使われ方がきわめて広く，命題価値が一般的にすぎるので，この一事をもって患者は陳述喪失状態にはない，と決め付けるのはあまりに細部にとらわれた見方だと思われる」と言い，少々の命題表現能力が認められても，患者の言語能力全体像からみれば陳述喪失なのだ，と主張している(SWⅡ:172, 1879-80)。

第4節　陳述喪失の大脳基盤

以上から明らかなように，Jacksonは特定の心理的症候群を引き起こす大脳病巣の局在は認めている。認めないのは心理過程の局在である。

たとえば，陳述喪失を引き起こす病巣について，次のように述べている。

「私は左第3前頭回の後方部分がもっともしばしば破壊される部分であることを信じるが，陳述能力(命題言語)を脳のそんなちっぽけな部分に定位することはしない。陳述能力を破壊する領域を定位するのと，陳述能力を定位するのはまったく別の話である」

非常に有名な言明でしばしば引用される。原文を挙げておこう。

To locate the damage which destroys speech and to locate speech are two different things.（SWⅡ：130, 1874）

次も同じ原理の主張である。上記から16年後のものだ。
「陳述能力を破壊する陰性病巣を位置づける（局在させる）ことと，大脳皮質の特定の部位に『陳述能力が存在する』と言明することはまったく別のことである。私は境界鮮明な局在なるものを信じない。私はBroca領域という言葉を使うが，失語症を生じる領域がこの前頭回最下部領域に限定されるという意味で使うのではない」（SWⅠ：452 note, 1890）

もしも，Broca領域が命題性言語の中枢なら，Broca領域が全滅したら陳述は完全に消滅するだろう。しかしそんなことは起こらない。心理過程はもっと広範な大脳神経過程の活動に共存するからである。

それでは，具体的に命題性言語は，高位中枢においてどのように表現されているのだろう。

Jacksonの考えでは，命題性言語は左右両半球に表現される。ただし，まったく同じように表現されるのではない。

多くの場合，左大脳半球は右半球に対して指導的に働く。陳述喪失が左半球損傷だけで生じるのがその証拠である。

しかし，例外があり，右半球損傷で，左半球にはなんら損傷がないにもかかわらず陳述喪失が起こることがある。あるいは，左半球損傷で陳述喪失が起こらないこともある。つまり，もっとも重要なことは，左か右かではなく，どちらか一方の半球損傷だけで，陳述喪失が起こることである（SWⅡ：130, 1874）。

要するに，どちらかの半球が陳述過程をリードする。

では，そもそも命題性言語はどのような過程を経て実現されるのか？

命題性言語におけるいわゆる語活用(verbalizing)には2つの段階があるのではないか，というのがJacksonの考えである。

まず，語活用の第1段階で，2つの心像が相互に関係づけられる。意識化されるとは限らない段階である。

Jacksonはこの第1段階を「主体—命題(subject-proposition)」と名づけている。主体とは第5章で紹介した主体意識の意味での主体である(第5章第2節参照，70頁)。

主体—命題は，われわれの，その時の内的心理状態(states of us)を象徴する。言い換えると，われわれの中で組織化されている2つの心像(images)の関係を象徴する。いうまでもないが，これら2つの心像は，それぞれ，われわれの内部で組織化されているほかのすべての心像と関係づけられている(SWⅡ：187, 1879-80)。

つまり，心像(image)は，もっとも高次な感覚—運動神経配列の一定の活動と共存して生み出されるのだが，単独で生み出されることは決してない。他のもっとも高次な感覚—運動神経配列の一定の活動との関係において初めて生成する。言ってみれば心像は関係の網目から誕生する。語はこの関係づけられた心像を象徴する。

われわれは自己の状態を語によって象徴する。ただ，われわれの内的状態は常に動いているから，語1つでは内的状態を決して表現できない。今の状態は過去とは異なる新しい状態である。この新しい状態は，その時その時に複数の語を関係づけることによって表現される。なぜなら語は固定した状態を表すだけで，新しい状態を表現する力をもっていないからである。

ついで，語活用の第2段階に入る。Jacksonの言う「客体—命題(object-proposition)」の段階である。客体—命題は環境の状態(states of the environment)を象徴する。環境の状態とは，外在性の事物を表す2つの心像(images)の関係である(SWⅡ：187, 1879-80)。

つまり，客体—命題は心像の外的関係と心像の内的関係の相互の関係を象徴する。これが陳述である。

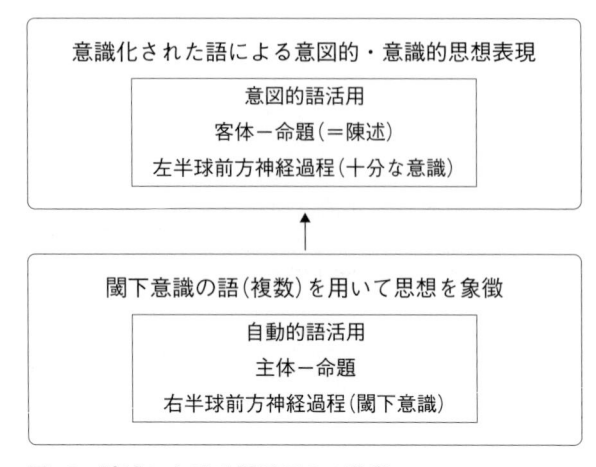

```
┌─────────────────────────────────────┐
│   意識化された語による意図的・意識的思想表現  │
│   ┌─────────────────────────────┐   │
│   │       意図的語活用            │   │
│   │    客体―命題(＝陳述)          │   │
│   │  左半球前方神経過程(十分な意識) │   │
│   └─────────────────────────────┘   │
└─────────────────────────────────────┘
                    ↑
┌─────────────────────────────────────┐
│  閾下意識の語(複数)を用いて思想を象徴   │
│   ┌─────────────────────────────┐   │
│   │       自動的語活用            │   │
│   │        主体―命題             │   │
│   │  右半球前方神経過程(閾下意識)  │   │
│   └─────────────────────────────┘   │
└─────────────────────────────────────┘
```

図10　陳述における語活用の2段階

　結局，陳述とは，今の心理状態の，語(複数)の関係づけによる象徴化である。それが内的状態(われわれの状態)であれ，外在事物の状態(環境の状態)であれ，われわれはその状態を語の関係づけによって，表現するのである。
　陳述における語活用は，このように二重構造になっている(SWⅡ: 141, 1874)。
　まず，自動的な語活用があり，ついでこの自動的に喚起された語を意図的に使用する。自動的語活用が「主体―命題」化であり，意図的語活用が「客体―命題」化，すなわち陳述である。
　こうした心理過程と大脳神経過程の対応についてのJacksonの考え方はおおよそ以下のようにまとめられる。

　自分の思いを陳述する場合，まず，観念や知覚に合わせて，語が自動的に賦活され，これらを用いて主体―命題が作られる。この自動的語活用は右大脳半球の活動と共存し，それに続く意図的語活用＝陳述は左大脳半球の活動と共存する。(図10)。

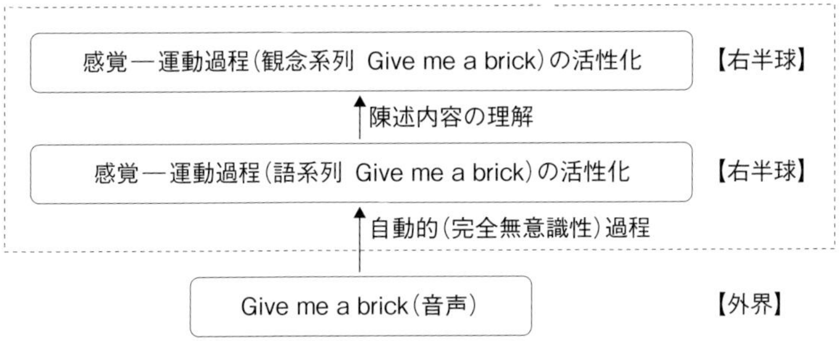

```
┌─────────────────────────────────────────────────────┐
│    感覚―運動過程(観念系列 Give me a brick)の活性化    │  【右半球】
│                    ↑ 陳述内容の理解                   │
│    感覚―運動過程(語系列 Give me a brick)の活性化      │  【右半球】
│              ↑ 自動的(完全無意識性)過程               │
└─────────────────────────────────────────────────────┘
              ↑
        Give me a brick(音声)                           【外界】
```

図11 陳述理解における語活用の2段階
まず自動的語系列の賦活が生じ，ついで対応する観念系列が賦活される。

　相手の陳述を理解する場合はどうだろう？
　たとえば，われわれが「Give me a brick」という陳述を聞いたとする。この時，この語系列は聞き手の所有する語群によって，聞き手自身の語系列「Give me a brick」として再生される。これはまったく自動的な過程，つまり意識下の心理過程である。そしてこの語系列をもとに，相手の発した命題の意味が理解される(SWⅡ：141, 1874)。
　まとめると，陳述の場合も陳述理解の場合もまず無意識の語活用が生じる。その後に，意識された語活用の段階が来る。
　そして，陳述の場合も陳述理解の場合も，自動的無意識的語活用に働くのは右半球であり，意識的意図的語活用に働くのは左半球である。あるいは，正確には言語に指導的な半球である(SWⅡ：133, 1874)(**図11**)。

　繰り返すが，陳述喪失患者では自動的，下意識的な語活用能力は保存される。再帰性発語の存在や，相手の陳述の理解能力の保存がこのことを証明している(SWⅡ：136-137, 1874)。

　したがって，陳述障害でみられる自動言語(再帰性発語)は破壊された左半球の活動によって生み出されるのではなく，破壊を免れた(自動的語活

用の座である）右半球の活動によって生み出される。発せられる語系列の構音が常に明瞭である点からみても，これらの語系列が，破壊された左半球のわずかに残された神経配列によって実現されるとは到底信じられないとJacksonは考えている (SWⅡ:190, 1879-80)。

要するに，陳述障害にみられる，単純で，自動的で，思想を表現していない発語は右半球の言語活動に由来する，というのがJacksonの主張である。

最後に，Jacksonの考えでは，その損傷が陳述障害を引き起こす左大脳半球領域 (Broca領域) は中位運動中枢の一部であって，最高位運動中枢ではない。最高位運動中枢 (前頭葉前部) は保存される (SWⅡ:206, 1893)。

第5節　JacksonとBroca

Jacksonが，彼が陳述喪失あるいは陳述欠陥と呼ぶ，脳損傷由来の失語症についての最初の論文を発表したのは1864年であった (Jackson, 1864, Brain:1915所収)。

よく知られているように，これに先立つ1861年，すでにフランスのBroca (図12) が，「失語症aphémieの1例にもとづく構音言語機能の座に関する考察」という論文で，左大脳半球下前頭回後方の破壊で失語症 (aphémie) が生じることを報告していた。この剖検症例に基づいて，Brocaは，彼の言う構音言語 (langage articulé) の座がこの破壊された大脳部位に在る，と主張した (萬年ら, 1992)。

すでに述べたが，Jacksonは，この左半球下前頭回後方の破壊で，陳述能力に著しい障害が起こる，というBrocaの発見した臨床事実は全面的に認めている。

しかし，この領域に構音言語の中枢があるとするBrocaの考え方に対しては強い疑問を持っていた。Brocaによれば，構音言語は数ある知的能力 (つまり心理過程) の1つなのである。

この考え方がJacksonの思想と大きく異なっていることは，ここまで

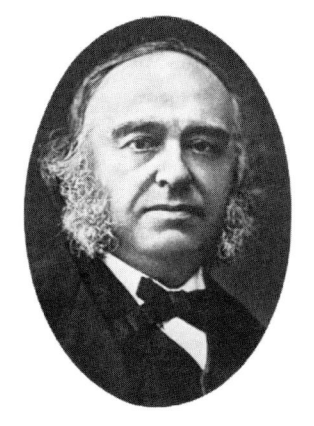

図 12　Pierre Paul Broca (1824-1880) の肖像

Jackson の考え方に付き合っていただいた読者にはすでに自明であろう。
　Jackson は神経過程と心理過程を厳密に区別して考える。だから，彼は一定の心理過程の喪失に対応する神経配列の部位を領域的に限定（局在）することにやぶさかではないが，正常の心理過程に同じ考え方をあてはめることには反対するのである。
　当然，次のような感想になる。
　「私の集めた事実は Broca 氏の集めた事実と多くの点で一致する。Broca 氏と私の意見の違いは同じ事実（病像）をどう解釈するかの違いである。私はいわゆる言語能力 (faculty of language) なるものが（独立に）存在するなどとは考えない。線条体近くに位置する病巣（大脳回を指す）が，語や記号やその他による表出障害を起こすのは，この領域が運動遂行器官への出力路だからである。だから，この大脳回（Broca 領域）の障害が引き起こしているのは，意図的でこれまでに鍛え積み上げられてきた運動の障害なのである」(SWⅡ: 123, 1866)
　感覚―運動神経配列に中枢は想定できるが，心理過程には解剖学的な意味での中枢は存在しないというのが Jackson の原理的立場である。

ところで，JacksonとBrocaは1868年夏，英国のノリッジ（Norwich）で開催された英国科学振興協会の年次総会に招かれ，それぞれの研究を発表している。Jacksonの演題は「言語の生理学について」で，Brocaの演題は「構音言語能力の座について」であった。残念ながら，この学会で二人が対面したかどうか，さらには意見を交換したかどうかについては何もわかっていないらしい（Critchley, 1998）。

さて，Brocaがつけたaphémieという症候名は医学界では結局定着しなかった。代わりに，Trousseau（Armand Trousseau 1801-1867）が提唱したaphasieが広く採用されるようになる。なぜ誰もがaphémieを捨てaphasieを支持したのだろうか。

aphasieを提案したTrousseau自身は，1864年に行った失語に関する講義の脚注に次のように記しているそうである。

「私がこれから話そうとしている言語障害は，1861年，Lordat教授によってalaliaと名づけられたものである。Broca氏はこの名前をaphemiaに変えた。しかし，著名なギリシア学者で，ご本人もギリシア人であるChrysaphis氏は，alaliaもよいが，陳述が失われる，という意味に使うのなら，aphasiaのほうがもっとよいと言っている。権威あるLittré氏とBriau氏もこの語のほうがよいと言う。そして3氏とも，一致してaphemiaには否定的だ。私は最初，Broca氏のaphemiaを採用していたのだが，これら賢人の意見を尊重して，aphasiaを用いることにした」（Pearce, 2001）

Jacksonは当初，aphasiaよりaffections of speechのほうがよい，と主張していたが，そのうち面倒くさくなったのか，自分も陳述障害と同じ意味を表す名前としてaphasiaを使うと宣言し，その後は頻繁にaphasiaを使うようになる。しかし，Jacksonのaphasiaはあくまで表出障害（つまり陳述障害）の意味である。

同じ頃，Hamilton が asemasia (意味の消失：失意味)という用語を提案したそうで，Jackson はこの名前のほうがよいと思うが，もう手遅れだと言っている(SWII: 159, 1878-79)。

ところで，aphemia は死語になったかというとそうではない。Broca の意図した意味での aphémie(現在の Broca 失語)という使われ方はされなくなったが，純構音水準の障害を表す症候名として現在も生きている(Goodglass, 1993)。筆者も aphemia を純粋語唖を表す語として用いている(山鳥，1985)。

第6節　Jackson の陳述障害以外の言語障害への言及

　Jackson の言語障害についての記述は，そのほとんどが陳述障害，それも陳述喪失に関するものだが，ほかの障害に対する言及もわずかながらではあるが，あるにはある。まとめておこう。

1. 語聾(word-deafness)
　1874 年に Wernicke が Broca タイプとは違う，言語理解障害を中核とする症候群を記載した(Wernicke, 1874)が，この失語について Jackson はほとんどまったく言及していない。
　Jackson の論文に Wernicke の名が見られるのは，彼が Lancet に時折寄稿していた神経学断片(Neurological Fragments)シリーズの 1894 年掲載分である。
　この中で，Jackson は軽度のてんかん発作で「語聾(Wernicke)と語盲(Kussmaul)と呼ばれる特殊な失知覚〔special imperceptions called "word-deafness"(Wernicke) and "word-blindness" (Kussmaul)〕」が認められたことを報告している(Fragments, 107-111, 1894)。
　この例は 28 歳の男性で，時折，相手の言葉が理解できず，また自分の思ったことを表出できず，読むこともできなくなる発作を生じた。

患者は，発作時には「理解の喪失」が起こります，とJacksonに書き送っている．

具体的には，

「突然，相手の発する言葉や，自分が読んでいる言葉が理解できなくなります」

「理解障害に伴って，いつも同じ思いが浮かびます．それは心の中での会話〔幻の声(spectral auditory words)〕のかたちをとり，わたしの意志とは無関係です」

「発作の終わり頃になると，幻の声は幻の文字に変わります〔幻の文字(spectral visual words)〕．字ははっきりしており，心に印刷されたみたいです．一度，書き写そうとしたことがありますが，書けたものはcluanlyでした」

相手の言葉を理解できず，自分からも意味ある言葉を発することができないが，見ること自体，聞くこと自体は障害されない．意識の障害もない．

残念ながら，この記事は症候の記述に徹していて，発症メカニズムについての考察はされていない．

この論文の中には「語聾(特殊な失知覚)を伴う失語」という表現も見られるので，Wernicke失語のような独立の失語病態を認めているのかというと，どうもそうでもないようだ．論文のタイトルからみて，語聾を失知覚の範疇で説明できると考えていたようである．失知覚については次章で詳しく取り上げるので，これ以上は触れない．

そして，語聾にみられる言語理解障害は，右半球の構音運動を司る神経配列との連絡が絶たれることによるのであろうと推論している(SWⅡ: 206, 1893)．

ちなみに，語聾の最初の記載は，1869年，Bastian(Henry Charlton Bastian 1837-1915)によってなされた．なぜ，Jacksonが「語聾(Wernicke)」としたのか，説明はない．

しかし，後年になると，この「語聾を伴う失語」，あるいは「語聾と呼

ばれる失知覚」の病巣は左半球の Ferrier の聴覚中枢にあるのではないか，と病巣を左半球聴覚野に求めるようになっている(SWⅡ:423, 1898)。

2. 語盲(word-blindness)

上記の語聾発作をもつ患者は，同時に語盲の症候を示した。

患者の訴えのうち，「自分が読んでいる言葉が理解できなくなる」状態である。目の前に浮かぶ語もその症候の一部であろう。

語盲には括弧がつけてあって，語盲(Kussmaul)とある(Adolph Kussmaul 1822-1902)。1877年に，彼が初めて語盲を記載したとされる。

同じく『神経学断片』にもう1例の語盲発作が記録されている。

患者は21歳の男性。発作時にまわりの声が聞こえなくなり，同時に頭の中で自分に語りかけるような声が聞こえた〔幻の声(spectral auditory words)〕。

彼は速記者で，速記中に発作が起こることがあった。それでも書き続けたが，文字の羅列になってしまい，語にならなかった。文字はよく見えているが，読めなくなった。

Jackson はこの病態を「語盲と呼ばれる特殊な失知覚(special imperception called "word-blindness")」と呼んでいる(Fragments, 102-107, 1894)。

語盲も，語聾と同様に失知覚の範疇に入る病態と考えていたのであろう。

第7節　シンボル(象徴)論

いきなり面倒なことを言うが，われわれは何かを直接的に知ることはできないし，何かを直接的に表出することもできない。知るとは，何かを何か別のものに置き換えることであり，表出するとは，やはり何かを何か別のものに置き換えることである。この何か別のものをシンボルと呼ぶ。

Jackson によれば，陳述喪失の核心は主体が自分の思いを命題化できな

いことである。命題化とは，その時の主体の心理状態のシンボル化である。(本章第1節第2項参照, 86頁)

つまり，脳損傷でみられる言語障害の本質は語の障害にはなくて，シンボル形成の障害にある。思いを伝えるための道具としての語を使用できなくなっているのではなく，思いを語によって命題化できなくなっているのである。

このように，Jacksonにとって，陳述障害の本質は思想のシンボル化の障害にある。

そこで，言語障害の章を終わるに当たって，Jacksonのシンボル論をできるだけ簡単に整理しておきたい(SWⅡ: 205-212, 1893)。

繰り返すが，シンボル(象徴)形成とは何かを何か別のもので表すことである。この何か別のものが何かのシンボルである。

心理過程はすべてシンボルから成り立っている，と言ってもそう間違ってはいないであろう。

語はシンボルである。知覚もシンボルを介して成立する。身振り表現もシンボルである。アクションもシンボルである。陳述もシンボルである。

たとえば語。語は心像やアクションのシンボルである。

アクションは，それ自体がそれまで繰り返されてきた個々の萌芽的アクションのシンボルである。類似の行為を繰り返すうち，アクションの共通形式のようなものが形成される。この形式はそれまでのアクション(複数)の象徴となる。

Jacksonは，アクションの象徴性を説明して，次のような例を挙げている。

「机の上の本を整理しているとしよう。この時，私の心には視覚心像と触覚心像とアクションが生じる。神経過程としては，網膜と指先で印象が

生じ，腕の運動が生じる。
　次に，私が本の整理を考えるとしよう。この時，私の心には弱い視覚性観念と弱い触覚性観念と弱いアクションが生じる。対応して，神経過程には，末梢神経部位を含まない，中枢性の，大脳水準だけの弱い神経放電が起こる。
　この時のアクションは，はっきりしたシンボルとはとても言えないが，それでも明らかにシンボル性をもっている。なぜなら，この時のアクションはこれまでのアクションが単純に繰り返されるのではなく，それらのアクションの不完全で，かつ幾分か性質を変えたものとして再生されるからである。きわめてあいまいなものだが，これまで繰り返し喚起されてきたアクションのシンボルなのである。アクションがはっきりと行為（実際の運動遂行）から切り離されると，パントマイム・アクションになる。
　心像（複数）とアクション（複数）を（心の中で）配列する心理過程は判断作用（あるいは理性作用）(reasoning)と呼んでよい。
　もし，心像の代わりに心像のシンボルである語，そしてアクションの代わりにアクションのシンボルである語が用いられるなら，この心理過程は一般に言われる意味での判断活動そのものである。
　語は心像やアクションのシンボルである。それ自体に意味はない。しかし，心像もアクションもそれ自体がすでにシンボルなのである」(SWⅡ: 209-210, 1893)

　Jacksonによると，語とアクションのほかに，もうひとつシンボルがある。
　恣意的心像(arbitrary image)，あるいはシンボル心像(symbol-image)である。
　たとえば，「金は黄色い」と考える時，その黄色は個人によって微妙に異なる。おそらく，当人にとって，なにか特別な黄色い物があり，この物の黄色が，語「黄色」の使用時に喚起される。そして，この物の黄色が何かほかのさまざまな黄色い事物を思い浮かべる時にもまず喚起される。つ

まり語「黄色」は何か特定の物の黄色のシンボルであり，この特定の黄色はまたさらにそのほかの黄色のシンボルである (SWII: 209-210, 1893)。

あるいは，自分の知っている具体的三角形の心像で，すべての三角形が象徴される (SWII: 209-210, 1893)。これも恣意的シンボルである。

あるいは，特定の身近な女性の心像(たとえば患者の妻)が，女性一般の心像のシンボルとして働くことがある。この特定の心像が繰り返し経験されることで，この心像の神経基盤がほかの心像の神経基盤より，より強く組織化され，より安定したものになっているからである。このようなシンボルはシンボル心像である (SWII: 168, 1878-79)。

Jacksonによれば，思考とはこれらシンボル(複数)を関係づけることである。シンボル1つでは決して思考にはならない。思考が語を媒介にして表出されるのが陳述，あるいは命題性言語である。

語は心像を象徴し，陳述は思想を象徴する。語と命題はあくまで別の水準の心理過程である。

第8節　後世への影響

Jacksonの失語論は，ほとんどが陳述障害(Broca失語)についての考察であり，失語のもう1つの重要な症候群である，いわゆるWernicke失語への言及や考察はすっぽりと抜け落ちている。Jacksonは，フランス語文献には精通していたようだが，ドイツ語文献はあまり読まなかったのかもしれない。このためもあってか，彼の言語理解過程についての説明は陳述過程に比べるとかなり説得力に欠ける。

彼によれば，言語理解過程は右半球の働きに依存し，左半球は関与しない。しかし，現在の失語学では，言語理解が左半球後方言語野で営まれていることはほぼ確立された事実であり，この点について残念ながらJacksonから学ぶことは少ないかもしれない。

しかし，陳述障害の発症機序についての考察は深くかつ鋭い。

陳述喪失の中核障害を思想の命題化（＝思想の象徴表現）の障害とみたのは Jackson の洞察である。この「思想から陳述へ」の動的過程をさらに，「主体―命題（意識下）から客体―命題（意識）へ」の展開とみる見方は，当時としてきわめて斬新であった。しかし，こうした彼の理論は，症候という表面的現象の断片を羅列して，その症候の一々になんらかの中枢の存在を見ようとした当時の大勢とは大きくずれていた。そのせいもあって，当時 Jackson の失語論はあまり評価されず，彼の同僚でさえ聞き流すだけだったという。

しかし Jackson を評価した人も決して少なくはなかった。

早くから Jackson を評価して，新しい失語論を展開した学者で，もっとも有名なのはおそらく Freud であろうが，彼のことはすでに取り上げた（第3章，第5章参照）。

Jackson の失語論を評価した学者にチェコの Pick がいる（Arnold Pick 1851-1924）。中部ヨーロッパの神経学界に Jackson の存在を知らしめたのが彼で，Jackson との文通もあったらしい（Haymaker, 1970）。

Head によれば，Pick は彼の著書『失文法性言語障害（Die agrammatischen Sprachstörungen, 1913）』を Jackson に捧げ，彼を前世紀神経病理学のもっとも偉大な思想家と讃えているという（Head, 1915）。

Pick は言語が要素の集合から成り立つ働きではなく，言語生成の最初から全体構造であることを強調した。彼はまた，脳過程と心理過程を峻別し，心理―神経平行論を土台として，言語生成を神経過程の合一化（協調と統合）に伴う，階層の積み上げ（上昇）として理解しようとした。

とりわけ Jackson 的思想が読み取れるのは，彼の切り出したいわゆる「側頭葉性表出性失文法（temporal expressive agrammatism）」症候群の分析と解釈であろう。

その純粋型では，補助的な語彙の使用障害，語屈折の間違い，接頭辞・

接尾辞の誤用など,事物の関係を表す語彙のみが侵される。もう1つの特徴は,自分の発話の間違いを訂正はできないものの,気づいてはいることだという。

この症候群は表出性という限定語がつけてあるように,理解障害による失文法ではない。Pickは後者を感覚性失文法と呼んで区別している。また,前頭葉性の表出性失文法(いわゆる電文体失文法)でもない。独立の症候群である。

この症候群の分析に基づいて,Pickは思想から言語への展開過程を論じている。まず思想が発生し,その思想パターンに合わせて言語化の最初の段階であるセンテンス・パターンが生じる(この段階はJacksonの命題化に相当する)。このパターンに沿って,統辞化(文法化)の過程が生じ,ついで単語化が起こる,という筋道である。この過程のうち,統辞化の段階で障害が起きるのが,側頭葉性表出性失文法症候群である。

症候解析に当たって,どこまでが自動性の現れで,どこまでが意図的なものかという点に常に注意を払っているところにもJacksonの影響が読み取れる(Pick, 1931)。

Jacksonの母国英国でも彼の思想は忘れ去られていたらしい。彼を再発見し,その失語論を深めようとしたのがHeadである。彼はもともと感覚が専門であり,体性感覚に識別性システムと原始性システムを分離したRivers (William. H. R. Rivers 1864-1922)との共同研究で有名だが,後年になると失語の研究に没頭した。

Headの心理過程と神経過程に対する根本的な態度は,「話す,読む,書くなどの精神的行為と特定の大脳皮質細胞の活動の間には1対1の対応はない。そのような『中枢』はあくまで統合焦点にすぎない。このような部位の破壊は一定の適応行動の障害をもたらす」(Head, Volume I, 1926, pp535-536)というテーゼに要約される。

つまり,大脳皮質の,従来,中枢と呼び習わされている領域の損傷は,その部位に存在すると考えられている精神活動だけを,穴を開けるように

失わせるのではなく，その部位が破壊された大脳をかかえる個体が全体として環境に立ち向かう能力を変化させ，病巣を持つ患者全体の統合的適応行動の障害を引き起こす，と考えるのである．

失語もこの立場から説明される．

Head は Jackson に倣い，失語を「シンボル形成とシンボル表出能力 (power of symbolic formulation and expression)の障害」とみなした(Head, 同書 Volume I, pp209-210)．そして，失語症候群を大きく4型に分けた．中でも重視したのが，いわゆる「文意失語(semantic aphasia)」である．

文意失語の中核は，語や文のもつ全体的な意味や意図を理解できないことである．細部まで意味は理解するのだが，全体としての文が表す意味を理解できない．この障害は言語だけでなく，状況図の理解障害にも認められる(Head，同書 Volume I, pp257-258)．

この障害は会話でもっとも明らかだ，と Head は言う．「患者は流暢に話し，かつこちらの言葉もよく理解しているように見えるのだが，そのうちなんとなく会話のポイントがずれてくる．こちらの本意が伝わらないし，本人の言っていることもおかしくなる．言いかけたことがまとまらないまま言葉が途切れることもしばしばである」(Head，同書 Volume I, p311)

要するに，要素的な言語過程に問題はないが，言語や絵や状況が象徴するまとまりある意味が理解できなくなる．

Head は，このタイプの失語症候群にこそ，中枢神経系の進化の頂点に出現する心理過程の本質，つまり「統合性(象徴性)」の障害がいわば象徴的に表現されていると主張している．

Head にとって，中枢神経系の器質的あるいは機能的破壊によって生じる行為や心理過程の障害は，その時参加可能なすべての神経過程を新しく統合し直すことによって可能となった生体の全体的反応の表現なのである(Head，同書 Volume I, p549)．

この Head の思想は，「陽性症候は，その時残された進化過程のうちの最高水準の働きを反映する」という Jackson の考えを忠実に受け継いでいる．

Goldstein の失語論には，ゲシュタルト説など純心理学派の影響が強くみられるが，Jackson 思想の展開と考えられる部分も多い。むしろこちらのほうが大きいのではなかろうか。すでに取り上げたが(第3章,第4章参照)，もう1度紹介する。
　彼は中枢神経系の損傷によって生じる全体的な神経系の変化を，分化の解体(脱分化，dedifferentiation)の現れととらえている。
　そして，この立場から，失語症の症候を4種類に分類した。すなわち，機能の脱分化によるもの(Jackson の陰性症候)，破壊病巣から分離した大脳領域の活動によるもの(Jackson の陽性症候)，破壊された病巣に生じた変化が，そのほかの中枢神経系領域に及ぼす影響によって生み出されるもの，および欠損の全人格への影響に対する保護的メカニズムとして現れるものである(Goldstein, 1948)。
　Goldstein はこの最後のメカニズムが，彼の言う「抽象的態度(abstract attitude)」の障害を来す，と主張した。
　主体の状況に対する心理的な方向付け，あるいは構えを Goldstein は「態度(attitude)」と呼ぶ。心理過程が統合されている時にとる主体の通常の態度が抽象的態度である。主体として，状況と適当な距離がとれ，状況のまとまりが呈示する意味を理解することができる，そのような心の状態である。これを Goldstein はまた，範疇的態度とも，概念的態度とも呼んでいる。さらに，抽象的態度は Head の象徴行動と同じものだとも言っている。
　彼は健忘失語(amnesic aphasia)にみられる喚語障害の原因を，この抽象的態度の障害に求めた。あるいは，抽象的態度の障害に基づく喚語障害こそが本当の健忘失語である，と主張した(Goldstein，同書，pp246-291)。
　喚語あるいは呼称というのは，多くの類似物あるいは共通物をひとつにくくる心理過程である。事物から共通属性を抜き出す力(抽象的態度)が損なわれれば，事物に一般名を付与することなどできなくなる，と言うのである。
　抽象的態度をとることができなくなった患者は「具体的態度(concrete attitude)」しかとらなくなる。つまり，状況が呈示する個別の事象にそれ

それ個別的にしか反応できなくなる。生体としての秩序だったまとまりある行動能力が失われた状態に陥るのである。

失語症候は決して穴あき状態を表すのではない。穴を開けられた生体の全体行動の表現である。その状況に対峙する全体行動の一つの様式が抽象的態度である。

第5章でも紹介した，米国の神経心理学者 Jason Brown の失語論にも Jackson の影響が読み取れる（Brown, 1972, pp3-5）。

まず，彼は，言語システムの基本単位を表出—受容系と考えている（Jackson の神経進化の単位は感覚—運動系という考えに近い）。この事実を反映して，すべての失語症には，程度の差はあるものの，必ず受容障害の要素と表出障害の要素が認められる。

Brown によれば，失語症候群は階層を上昇しつつ展開する言語過程（微小発生）の，さまざまな段階における停滞を表している。まず，名辞回収の障害〔健忘失語（anomia）〕があり，ついで文意理解の障害〔文意失語（semantic aphasia）〕があり，さらに語義理解の障害（Wernicke 失語）がある。その上に，音節展開の障害〔伝導失語（conduction aphasia）〕があり，最後に構音化の障害（Broca 失語）がある。

障害の水準が深い（コアに近い）ほど症候は瀰漫性（観察者には把握しがたい）になり，障害の水準が最終段階（表層）に近いほど，症候は限局性（つまり観察者にとってわかりやすい）になる。この場合だと，コアの心理過程は名辞回収であり，最終の水準は構音化ということになる（Brown，同書，pp. 14-16）。

失語症候群を並列的にとらえず，垂直性にとらえる。あるいは，同時的にとらえず，展開としてとらえようとする試みである。

■文献
1) Brown JW : Aphasia, apraxia and agnosia. Clinical and theoretical aspects. Charles C Thomas, 1972.

2) Critchley M, Critchley EA : John Hughlings Jackson. Father of English neurology. Oxford University Press, 1998, pp93-94.
3) Goldstein K : Language and language disturbances. Aphasic symptom complexes and their significance for medicine and theory of language. Grune & Stratton, 1948.
4) Goodglass HZ : Understanding aphasia. Academic Press, 1993, p47 ; 215.
5) Haymaker W, Schiller F (eds) : The founders of neurology. 2nd edition. Charles C Thomas, 1970, pp358-362.
6) Head H : Hughlings Jackson on aphasia and kindred affections of speech. Brain 1915 ; 38 : 1-27.
7) Head H : Aphasia and kindred disorders of speech. Hafner Publishing Company, Vol I, Vol II, 1963, 原著 1926.
8) Jackson H : On the physiology of language. Brain 1915 ; 38 : 59-64. 原著 1868.
9) Jackson H : Loss of speech : its association with valvular disease of the heart and with hemiplegia on the right side. Brain 1915 ; 38 : 28-42. 原著 1864.
10) Pearce JMS : Aphasia or aphemia. J Neurol Neurosurg Psychiatry 2001 ; 70 : 801.
11) Pick A : Aphasia. (translated and edited by Jason W Brown). Charles C Thomas, 1973, pp76-86.〔原著 Handbuch der normalen und pathologischen Physiologie, Volume 15 所収. 1931〕
12) Spencer H : The principles of psychology, Vol. I , 1885, p132.
13) Wernicke C : Der Aphasische Symptomencomplex. Eine Psychologische Studie auf Anatomischen Basis. Max Cohn & Weigert, 1874. 邦訳と解説：濱中淑彦(訳)：精神医学 1975 ; 17 : 747-764
14) 思想の科学研究会：哲学・論理用語辞典. 三一書房，1959, p249.
15) ソシュール(小林英夫訳)：一般言語学講義. 岩波書店，1972, pp95-97. 原著 1916.
16) 萬年　甫，岩田　誠(編訳)：神経学の源流 ブロカ. 東京大学出版会，1992, pp63-90.
17) 山田孝雄：日本文法学要論. 書肆心水，2009. 初版：角川書店，1950.
18) 山鳥　重：神経心理学入門. 医学書院，1985, pp187-190.

第7章
知覚とその異常
affections of perception

第1節　知覚・観念・心像

われわれは外界を心像(image)として認識する。

たとえば，知覚の処理様式の違いに対応して，視覚心像，聴覚心像，あるいは触覚心像などの知覚心像が経験される。

知覚心像は知覚作用(perception)によって生み出される。

観念(idea)もまた心像である。観念作用(ideation)によって生み出される。

知覚作用と観念作用は連続的で，その違いは本質的なものではない。つまり，外界対象がわれわれに働きかける時に生じるのが知覚心像で，外界対象の働きかけがない(存在しない)状態で再生される知覚心像が観念である。したがって，知覚作用では心像経験は鮮明であり，観念作用では心像は不鮮明である(SWⅡ：211, 1893)。

別の言い方をすると，客体意識の鮮明な状態が知覚心像で，客体意識の不鮮明な状態が観念である。あるいは，十分な客体化の段階に到達するのが知覚心像で，客体化の途上にあるのが観念である(SWⅡ：117, 1887；SWⅡ：212, 1893)。

また，知覚性および観念性心理過程には必ず対応する神経過程が存在する。

すなわち，最高位感覚—運動中枢が末梢からの印象を受け入れて活動する時，この神経過程に共存する心理過程が知覚作用である。最高位感覚—

運動中枢が末梢の感覚神経過程や運動神経過程からある程度切り離された状態，つまり神経系末梢からの影響を受けない状態で活動する時，この神経過程に共存する心理過程が観念作用である(SWⅡ:117, 1887)。

　Jacksonによれば，知覚は心像(複数)を関係づける過程である。すなわち，言語活動における陳述と同じ働きである。語を関係づけて思想を表現するのが陳述であるように，知覚心像を関係づけるのが知覚である。陳述も知覚も基本の働きは心像の「命題化(＝関係づけ)」である(第6章第1節第2項参照，84頁)。
　心像一つがポツリと意識されるなどということはありえない。心には，常に複数の心像が立ち上がっており，それら複数の心像が相互に関係づけられている。その関係づけに限定されて，心像それぞれにそれまでとは違う新しい意味が与えられる。これが知覚，すなわち心像の命題化である。したがってJacksonによれば，再認(recognition)は知覚(perception)とまったく同じものである。
　なぜ知覚と再認が同じかというと，そもそも知覚とはそのほとんどが記憶だからである。何かを思いだすということは，何かと似ているか似ていないかという，何かとの関係を作り出すことである。何かと何かを関係づける時，必ず以前に獲得した(以前に活動した)心理過程(＝記憶)が動員される(SWⅡ:93, 1887)。

　もう少し観念と知覚についてのJacksonの考えを追ってみよう。
　繰り返すが，観念も知覚も，客体化の程度に差があるのみで，どちらも客体意識である。
　知覚作用では心像に対応する外在物が存在するが，観念作用では心像が浮かぶのみだから，両者は根本的に違うではないかとお考えになるかもしれないが，そんなことはない。レンガならレンガを見た時の知覚心像は決して外在物そのままではない。実はわれわれの見るものは，われわれの意識の一部である。われわれの幻である。

知覚作用で生じる知覚心像は，観念作用で生じる心像（観念）のより鮮明化したものにすぎない（SWⅡ：211, 1893）。

　Jackson によれば，観念と知覚には，心像の鮮明度のほかに，もうひとつ重要な違いがある。
　すなわち，観念作用では心像はただぼんやりしているだけでなく，「投射（projection）」が不明確である。
　投射とは，外在事物に外在性を与える心理過程で，最高位中枢の運動過程の働きに共存し，特定の事物を特定の環境空間に存在するものと知る働きである。つまり，観念作用では，事物の心像が心に浮かんだとしても，どこに在るかはっきりしない。一方，知覚作用では，心像は鮮明であるのみならず，投射が明確である。明確な投射によって，心像が外界に存在する「かのような」心理経験が完了する（SWⅡ：211, 1893）。

　知覚は，外在物の働きかけに応じる過程である。
　すなわち，まず，外在物 x がわれわれに働きかける。この「働きかけ（action）」（註：このアクションは運動との対比で定義したアクションとは意味が違う，第1章第4節第3項参照，9頁）がきっかけとなって，われわれの内部，つまり主体意識から心像 a が引き出される。x の働きかけによって自己が啓かれるのである。この外在物 x がわれわれの中に喚起するもの，それが知覚心像である。主体意識が客体意識に上昇する時，心像が生成する。
　観念は外在物 x の働きかけなしに生じる，以前の x の知覚過程の再生である。知覚と同じ最高位感覚―運動中枢の神経配列が活動するのだが，下位中枢がほとんど活動には参加しない（主体に働きかけてくる外在物 x は存在しない）ため，最高位神経配列の活動は弱い。だから，知覚心像に比べれば，弱いあいまいな心像しか生成されない（SWⅡ：211-212, 1893）。

　このことから，観念と知覚には，さらにもう1つの違いがあることがわ

表4　知覚と観念の違い

	知覚	観念
心像鮮明度	鮮明心像	不鮮明心像
心像投射度	明確な投射	不明確な投射
結合心像群	少数の過去に獲得した不鮮明心像群と現在経験中の鮮明心像群	多数の過去に獲得した不鮮明心像群

かる。すなわち，観念作用においては，今生起している不鮮明心像にそれ以前に獲得された多数の不鮮明心像が結び付けられている。一方，知覚においては，今生起している鮮明心像に，観念作用にくらべれば，より少ない不鮮明心像と，今経験しつつあるその他の鮮明心像とが結び付けられている。つまり結合する心像群の構造に差が認められる(SWⅡ: 212, 1893)(**表4**)。

　Jacksonの知覚についての考え方を要約しよう。
　知覚と観念は連続しており，どちらの心理過程も同じ最高位感覚―運動中枢の神経配列の活動を基盤にしている。知覚心像と観念心像の違いは，前者では外界と中枢神経系の対応が直接的であり，後者では外界と中枢神経系の対応が切れている，ということである。Jacksonによれば，心理過程には「記憶」という特別で独立な過程はない。記憶は知覚や観念の過程そのものである。もっとつきつめれば，記憶は心理過程そのものである。
　繰り返しになるが，観念も知覚も客体意識である。その違いは観念のほうが，より客体化の複雑度が高い(複雑度の意味は神経進化の複雑度と同じ)，あるいは，より階層水準が高いことにある。

第2節　レンガを見る

　ここまでの議論はかなり難解かもしれないので，Jacksonが使っている

たとえに添って，もう少し具体的に考えてみたい。

Jacksonはよく「レンガを見る」という例を使う。

レンガを知覚する時，われわれの心の中には，2段階の過程が生じる。

まず，レンガが実際に呈示されると，われわれの主体意識の中に1つの心像が再生される。

この心像は，いきなり1つ出現するのではない。まず主体意識の中に多くの心像群が喚起され，その中から，外界との対応の中で最適な心像が生き残る（適者生存の原則）。この段階で，レンガの色が意識される。これが第1段階である。

ついで，第2段階に入る。この段階で，われわれは実際に「私は今，1つのレンガを見ている」という意識をもつに至る。客体意識の段階である。客体化は，第1段階の心像を環境（現実の環境にせよ，思いの中の環境にせよ）に投射することによって完成する。この段階で，レンガの形態が意識される。

この時，われわれはレンガの鮮明心像(vivid image)をもつ。あるいはレンガを知覚する(SWⅡ：69-70, 1884)。

いずれにせよレンガとは，われわれの内部に立ち上がるものである（図13）。

この時，神経過程はどう活動しているのだろう。

まず，末梢で網膜上に印象が生じる。この神経インパルス(Jacksonはインパルスなどという用語は使っていない。念のため)が最下位中枢と中位中枢を経て，最高位感覚中枢に達する。もっとも組織化された神経配列から，もっとも組織化されていない神経配列への移行である。この段階の神経活動は，レンガの色に対応する。

神経インパルスは最高位感覚中枢から最高位運動中枢に達し，さらに中位運動中枢，ついで最下位運動中枢，そして最終的に筋に達して，眼球運動を生じる。この過程は，もっとも組織化されていない神経配列から，もっとも組織化された神経配列への，つまりもっとも変更可能な配列から

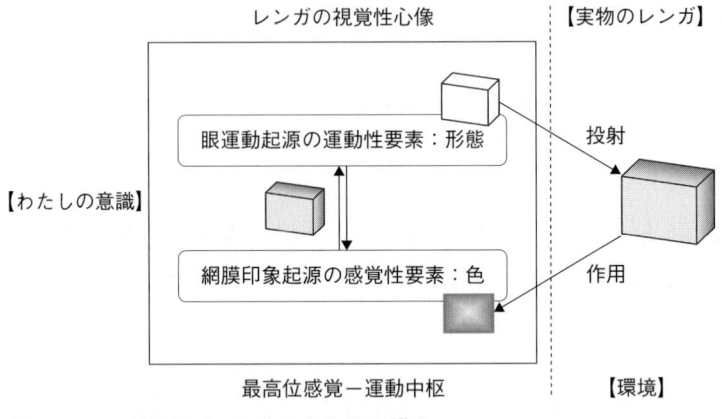

図中ラベル:
- 【実物のレンガ】
- レンガの視覚性心像
- 眼運動起源の運動性要素：形態
- 投射
- 【わたしの意識】
- 網膜印象起源の感覚性要素：色
- 作用
- 最高位感覚－運動中枢
- 【環境】

図13 レンガを見ている時の心と脳の働き

もっとも変更しがたい神経配列への移行である。

　この，最高位感覚－運動中枢が眼球運動を引き起こす神経過程に共存して，レンガの形態の意識が生まれる。

　Jacksonによれば，レンガの色の知覚は受動的な過程であり，レンガの形態の知覚は能動的な過程である。受動的とは，主として末梢受容器から最高位感覚中枢に至る上昇性神経過程の働きという意味で，能動的とは，主として最高位運動中枢から眼筋に至る下降性神経過程の働き，という意味である。

　ただ，くれぐれも忘れてならないのは，どの階層段階（最下位から最高位）でも，あくまで感覚－運動過程が単位であり，中位運動中枢とか中位感覚中枢という表現を使っていたとしても，それぞれ主として運動要因が勝る中枢，主として感覚要因が勝る中枢という意味で使われているということである。Jacksonは感覚性神経過程，あるいは運動性神経過程が純粋なかたちで存在するなどとは決して考えていない。

　レンガを今実際に見ている時，最高位中枢から最下位中枢まで，すべての階層の神経過程が協働し，トータルに活動する。この時，鮮明なレンガ心像（視覚心像）が立ちあがる。はっきりと「投射され」，はっきりと外在

性が意識される(SWⅡ:70, 1884)。

　では、昨日見たレンガを思い出す時はどうか。
　この時われわれの心の中では何が起きるのであろうか？
　われわれは昨日見たレンガの不鮮明な心像(faint image)をもつことになる。昨日レンガを見ている時に経験した鮮明心像(vivid image)がぼんやりと意識される。
　なぜなら、この時、最下位中枢と中位中枢はあまり活動せず、最高位感覚—運動中枢だけが活動するからである。知覚—運動過程に参加した全神経階層のうち、最高位神経配列の活動だけが繰り返されるということだ。当然、神経活動の程度は軽微で、この活動に共存して立ち上がる心像は不鮮明である。最下位中枢の不参加を反映して、心像の投射度も弱い。
　つまりレンガの外在性があいまいになる。鮮明心像にくらべると、レンガはより自分の一部のように意識される(SWⅡ:70, 1884)。

　まとめると、最下位中枢から最高位中枢まで、感覚—運動神経配列の階層構造全体が活動する時、最高位中枢の活動に共存して知覚心像"レンガ"が立ち上がる。全階層のうち、最高位中枢の活動だけが再生される時、観念心像"レンガ"が立ちあがる。言うなれば観念心像は知覚心像の不鮮明コピーである。

第3節　レンガに触る

　Jacksonは触覚性知覚のメカニズムについても考察している。
　これもレンガを例に考えてみよう。
　レンガの触覚性知覚に携わる感覚—運動過程のうち、主要なものは指表面の印象とそれに伴う手の調整運動である(SWⅡ:403, 1889)。
　われわれが実際にレンガをまさぐる時、われわれの指の皮膚と手の筋が活動する。これにはすべての感覚中枢の最下位から最高位までの神経配

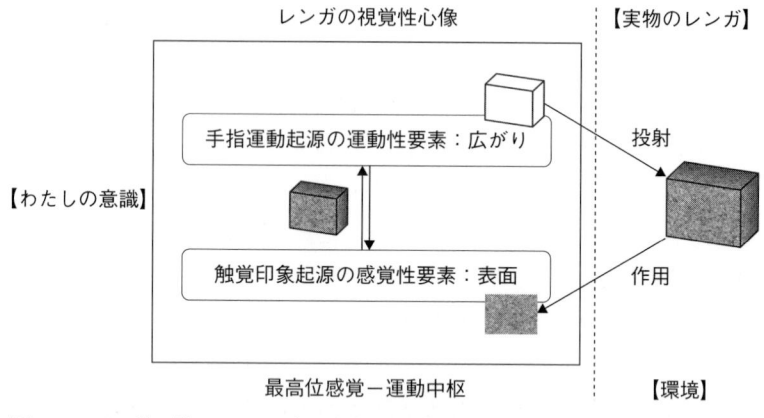

図14 レンガに触っている時の心と脳の働き

列，すべての運動中枢の最高位から最下位までの神経配列が参加する。

この触覚中枢の感覚要因に対応するのはレンガの表面である。

同じく，触覚中枢の運動要因に対応するのはレンガの広がり（形と大きさ）である。

レンガを触っている時，この神経配列の全階層が完全かつ強力に活動する。この活動に共存して鮮明な触覚性知覚心像が立ちあがる。

一方，レンガを思い出す時は，最高位感覚—運動中枢だけが再賦活され不鮮明心像が立ち上がる。これがレンガの触覚性観念心像である（SWⅡ：403, 1889）（図14）。

第4節 失知覚

1．失知覚と右半球損傷

Jackson は早くから大脳損傷によって特有な知覚障害が起こることに気づいており，これを imperception と呼んだ。本書では，この imperception を「失知覚」と訳すことにする。ちなみに，これまでの文献をみ

ると，秋元はインパーセプションとそのまま使い（秋元，1935），濱中は無認知あるいは無知覚と訳している（新版精神医学事典，1992）。神経学用語集にも入っていて，同じく無知覚となっている（神経学用語集，改訂第3版，2008）。確かに，字義通りだと「無」だが，決して「無」知覚ではない状態をこう呼んでいるので，「失」知覚としたい。失語と同じノリである。

ここまで紹介してきたように，Jacksonにとって知覚とは，陳述が語の命題化であるのとまったく同じように，心像の関係づけである。この関係づけの障害が失知覚である。

Jacksonは，一時同僚であったFerrierなど当時の神経生理学者の研究や，自らの臨床経験に基づいて，大脳前方領域は主として運動性で，大脳の後方領域は主として感覚性であることを知っていた。ただし，Jacksonの言う運動性や感覚性は，あくまで「主として」運動性，あるいは「主として」感覚性であって，実際はどの領域も感覚―運動性なのである。

さらに，左右半球について，陳述において左半球が主導的半球であるのに対し，知覚においては右半球が主導的半球であると考えていた（SWI：59，1875；SWⅡ：148，1876）。

すなわち，「後方大脳葉，つまり右側大脳の後方部分が物体，場所，人物などの再認における心像再生の主要部位である」と述べている（SWⅡ：143，1874）。

しかし，右半球だけでは不十分で，左半球も心像再生に参加する。再生の仕方は，左右で大きな違いがある。

「心像は左大脳半球で自動的に再生される。右大脳半球では，これらの心像が意図的に再生，つまり再認される」（SWⅡ：142-143，1874）

まず，左半球後方領域の神経配列の活動に共存して知覚心像の主体意識が生じ，次いで，主導的な半球である右半球後方領域の神経過程に共存して知覚心像の客体意識（＝対象の再認）が生じる（SWI：245，1874-76）（図15）。

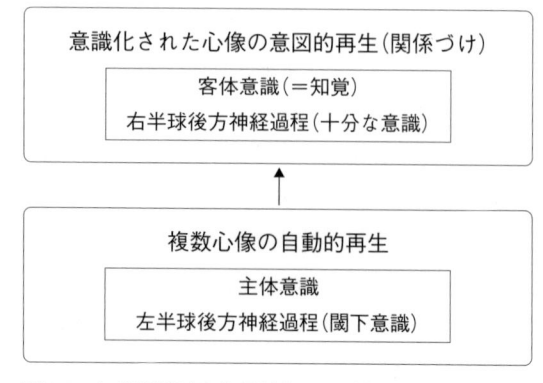

```
┌─────────────────────────────────┐
│  意識化された心像の意図的再生(関係づけ)  │
│  ┌───────────────────────────┐  │
│  │   客体意識(＝知覚)           │  │
│  │   右半球後方神経過程(十分な意識) │  │
│  └───────────────────────────┘  │
└─────────────────────────────────┘
                 ↑
┌─────────────────────────────────┐
│       複数心像の自動的再生          │
│  ┌───────────────────────────┐  │
│  │      主体意識               │  │
│  │   左半球後方神経過程(閾下意識)  │  │
│  └───────────────────────────┘  │
└─────────────────────────────────┘
```

図15　知覚過程(心像再生)の二重構造

　ちょうど，陳述が右半球前方領域での主体―命題化を経て，左半球前方領域で客体―命題化されるのとまったく同じように，知覚(と再認)においても心理過程は二重構造を作っているのである．ただし，陳述とは逆に，知覚では右半球の働きがより上位を占める．

　この推論の根拠として，Jacksonは，主として右半球の後方病巣で失知覚〔＝再認喪失(loss of recognition)〕が生じることを挙げている．

　陳述喪失では，語自体の下意識水準での再生は侵されない．同じように，失知覚でも，心像自体の下意識水準での再生は侵されない．言い換えると，対象を見ること自体(心像再生)は侵されず，対象の再認(recognition of objects)，つまり心像を「関係づける働き＝命題化」が侵される(SWⅠ: 59-60, 1873)．

　なぜ再認できないかというと，「人物や，物体や，場所の心像を意図的に再生できないため，過去に生起したことを関係づけることが困難になる」からである．

　別の言い方をするならば，「心像を客体化できない．つまり，(下意識に自動的に再生された)心像(複数)を順序づけることができないのである」(SWⅡ: 143-144, 1874)．

2. 失知覚の具体例

　Jackson は失知覚の具体例を報告している (SWⅡ: 147-152, 1876)。
　59歳の女性で，失知覚を最初の症状として発症。それに続いて左片麻痺が出現した。
　入院2ケ月前，田舎から出てきた親戚を行きつけの公園へ案内しようとしたが，迷ってしまう。通りがかりの人に尋ねたところ，門はすぐ目の前だった。公園から帰る時も，まったく道がわからず，その親戚に連れて帰ってもらった。
　その頃から時々妙な行動がみられるようになった。たとえば，お茶に砂糖を2度も3度も入れることがあった。自分でドレスが着られないこともあった。
　入院5週間前には左の手足が動かしにくくなった。
　この頃には，1時間前のことを思い出せなくなった。また，まわりの人を間違うようになった。
　入院時には，ナースをみんな，アニー（娘の名）と呼んだ。補助ナースに向かって，「あなたをあの長い尾の人（看護帽についている紐）とどうしたら見分けられるの？」などと言った。

　入院時の検査（心理症候のみ抜粋）。
　旧1ペニー貨と1シリング貨の呼称可能。
　新1ペニー貨の呼称：ポンド貨（金貨）だと言う。ついで，金色だけど，2シリング貨，さらに新ペニー貨，新半ペニー貨，フローリン貨，シリング貨などと言う。
　間違いはないかと聞くと，「そう思います」と答え，だいぶ経ってから「1シリングと違う。2シリング貨です」と言う。
　時計の呼称：しばらく考えた後，正答。
　時計の指している時間（3時7分）の読み：3時15分，3時20分，3時10分。
　Beef tea の読み：Beef を J, O, A, D と読む。tea を E, L, I, Z, A

と読む(彼女の結婚前の名前がEliza Joad)。

スネレン表(視覚検査用の規格文字を配列したもの)の読み：どこから読み始めるのかわからないようで，まず右下から始めて逆方向に読もうとする。見えないのかと聞くと，「見えないとは思わないわ。どう読んでいくのかがわからないの」と答える。

別のスネレン表(12スネレンというもの。単語列から成っているのか？)を見せられると，文字列を指しながら，「the name colony」と読み，ついで，「また，name」と言う。最後の列まで行くと，そこからどこへ進めばよいかわからないようで，しばらくためらってから，theを指して，「あれはthe」，その後，「私には，どれもthe，the，theに見えます」

スネレン表の単語tookを指して，これはbookか，と尋ねると，「B，2つのO，K。bookです」と答えた。

文字の色の呼称：正答。しかし文字は読み間違える。

帽子，そのほかの日常物品の呼称：正答。

本人の住んでいる町についてのいろいろな事実，たとえば，道路の方向や，その行き着く先の町などは正しく述べる。ただし，必ず正しいわけではなく，答えるのに時間を要し，困惑している様子である。

入院4日目の所見：関連事実のみ抜粋。

左上肢の脱力あり。躯幹に近いほど麻痺は強い。手よりも腕で麻痺が強い。

左下肢の麻痺は上肢より強い。足ゆびはよく動く。左上下肢の感覚麻痺なし。

半盲の有無を調べたが，視線を正中部に固定させられないのでうまくいかない。ただ，彼女の視野の右側に呈示したものが見えるかどうかを尋ねた時，目を正中部に固定したが，ほとんどの時は自分の左側の一点を見つめた。

入院2週間後Jackson先生が友人の医師をつれて診察に来られたが，先生は取り立てた心理症候を友人に示すことはできなかった(この患者は主

治医が Down 医師，記録も彼による）。

　剖検が Gowers 博士によって行われ（William Gowers　1845-1915），右大脳側頭・頭頂葉の後方に大きなグリオーマが見出された。ほかに右海馬領域に小さい腫瘍が認められた。

　以上が Jackson の報告した失知覚症例で，細かい検査所見は彼によるものではなく，主治医によるものである。
　1874 年には，すでに失知覚と右大脳半球後方病巣を結びつけていた Jackson だが，この剖検例を得て一層自信を深め，症例報告に至ったのであろう。

　1878 年には，思考過程においては陳述と知覚（語と心像）は緊密に協調しているので，2 つを合わせて考えなければならないと述べ，失知覚における心像喪失（loss of images）と，陳述喪失におけるシンボル喪失（loss of symbols）を対比している（SWⅡ: 156, 1878-79）。
　まず，陳述喪失においては，事物の知覚あるいは事物についての観念，つまり心像の関係づけ（命題化）は障害されない。
　たとえば，物の名前を与えれば，その物を指すことができる。病前に知っていた物の絵が何であるかわかる。トランプができる。何が書いてあるかは理解できないが，自分の手書きの字であることはわかる，などなど。
　さらに，迷わずに街中を動き回れることも心像系列（image series）が障害されていないことを示している。なぜなら，道に迷わないためには，通りなどの「心像の関係づけ」能力がなければならないからである。
　あるいは，yes, no による意思表示が可能な患者だと，たとえば「レース用競走馬は馬の中でもっとも速い馬である」という文を理解できる。これらの語が理解できるということは，これらの語が指し示す事物の心像が理解できているということだ（SWⅡ: 165-166, 1878-79）。
　一方，失知覚においては，陳述は可能だが知覚は損なわれる。つまり，

語系列の神経基盤は侵されないが心像系列の神経基盤が侵される。

　Jacksonの簡単な要約によると，「私が失知覚と呼ぶ症候は事物，人物，場所を理解しないこと」である(SWⅡ：147-148, 1876)。
　もう少し具体的には，言語障害もなく，視力障害もない状態で，地誌的行動能力を失い，人物同定能力を失い，時計を読む能力を失い，コインなどを区別する能力を失い，単語を読み取る能力(文字読み能力は保存)を失うなど，形態や形態の配列を理解できなくなった状態である。
　Jacksonは，この複合的症候群の中核障害を心像そのものの消失ではなく，心像の関係づけ(命題化)能力の障害に求めている。
　この立場から，Jacksonは，今でいうWernicke失語の聴覚性言語理解障害を「語聾という失知覚」と呼び，失知覚概念で理解しようとした(第6章第6節第2項参照，107頁)。
　また，同じ患者の視覚性言語理解障害を「語盲という失知覚」と呼び，やはり失知覚とみなしている(第6章第6節第2項参照，108頁)。
　これらの報告の根拠となったのは，てんかん発作時の一過性症候であり，それも患者の訴えだけを根拠としたもので，Jackson自らがつぶさに検討したわけではなかったようである。

3. 部分失知覚(partial imperception)

　Jacksonはある論文で，軽度せん妄状態を「知覚低下を伴う部分失知覚(partial imperception with inferior perception)」と説明しており，せん妄状態での幻覚や錯覚を失知覚ととらえていることがわかる(SWⅡ：156；168, 1878-79)。
　失知覚では陳述喪失とまったく同じように，患者はより自動的な状態に陥る。つまり心像間の関係がより組織化された(体制化された)関係になる。
　たとえば，せん妄状態の患者がナースを自分の妻と間違えることがある。彼の知覚水準が正気だった時に比べて，より低く，より初期の水準へ下降してしまったからである。

表5 失知覚と陳述喪失の比較

	失知覚	陳述喪失
障害水準	心像系列の病的状態	語系列の病的状態
関係づけ障害	心像の関係づけ	語の関係づけ(命題化)
保存心像	語系列	心像系列
損傷部位	右半球後方	左半球前方

　ナースを見た時，健常な状態であれば，まず，下意識水準で女性一般を代表するような，よく組織化された，別の言い方をすればよく体制化された心像(シンボル心像)が自動的に再生される。おそらく繰り返し経験する妻の心像である。次いで意識水準で，このモデルとなる心像と今実際に見ている対象(ナース)の関係づけ(似ているか，似ていないか)が行われ，ナースと認識される(SWⅡ:167-169, 1878-79)。

　せん妄状態では，この下意識段階のシンボル心像(妻)がそのまま取り出されるのである。(シンボル心像については第6章第7節参照, 111頁)

　最後に失知覚と陳述喪失の共通点と相違点を**表5**にまとめておく。

第5節　後世への影響

　右半球が，知覚性対象の認知において，左半球より優位に立っていることは，その後，次第に明らかにされてきた。ただし，言語障害にくらべ，知覚性理解障害が呈する症候は遥かに複雑多様であり，その解明はゆっくりとしか進まなかった。

　Headによると，Jacksonの失知覚論は当時誰にも注目されなかったらしい(Head, 1926)。
　一方で，ドイツのMunk(Hermann Munk　1830-1912)がイヌの後頭葉切除によって，実験的に精神盲や精神聾を作り出したことは臨床家によく

知れわたっていた。この研究の最初の論文は1877年に発表されている(Critchley, 1953, pp276-277)。

Headからの孫引きで申し訳ないが，Wernickeが記憶心像の破壊によると考えられる視覚性，聴覚性，触覚性対象認知障害に言及したのは1881年で，Munkの研究に触発されたものらしい(Head, 1963, pp104-105)。

こうした知覚性の対象認知障害に「失認(agnosia)」の名を与えたのは，よく知られているようにFreudである。

Freudは書いている。

「対象認知の障害をFinkelburgは失象徴(asymbolia)と呼んでいるが，失象徴は語と対象観念との関係の障害を表すのにより適切な名前だと考えるので，私はこの病態に『失認(agnosia)』という名前を提案したい」(Freud, 1891)

Freudの提案した失認という語を普及させたのはLiepmann(Hugo Karl Liepmann 1863-1925)であろう。たとえば，彼は著書『大脳疾患による行為障害について』の中で，Freudの提唱した病態名「失認」を採用し，自分の提唱した観念失行とさまざまな失認症候との鑑別点について細かく論じている(Liepmann, 1905)。

Headは失認という呼び方を採用しながらも，視覚性失知覚と聴覚性失知覚という呼び方も併用している(Head, 1963, pp106-115)。

Critchley(MacDonald Critchley 1900-1997)は，右半球頭頂葉病変との関連で，Jacksonの失知覚を取り上げ，右半球後方領域が事物や顔や場所の認知に主導的な役割を果たしているという彼の主張を紹介している(Critchley, 1953, pp391-405)。

Benton (Arthur Benton 1909-2006)はJacksonの失知覚症候群の中に，地誌的見当障害(disorientation for place)や着衣失行(dressing dyspraxia)

が含まれていること，そしてこれらの症候と右半球後方病巣との関係をJacksonが既に指摘していることを紹介している(Benton, 1985)。

Jacksonの記載している「道迷い」症候は，実際に目的地へ到達できないという行動上の異常があった，という事実以外は何も情報がない。

道迷いの原因の1つに「場所の視覚的記憶像」の選択的障害があり，かつその病巣が右半球にあるのではないかという指摘は，1895年のDunnによる論文が最初だとされる(Dunn, 1895)。

地誌的空間内での方向定位能力自体の選択的障害の存在が症候として生じうることを初めて報告したのはHolmesで，1919年のことである(Holmes, 1919)。

また，Jacksonが記録した，失知覚患者の「自分でドレスが着られない」状態を着衣失行(apraxia for dressing)と呼んで，独立の症候として分離したのはBrain (Lord Brain 1895-1966)で，1941年のことである(Brain, 1941)。

1947年には，ドイツのBodamerによって相貌失認が分離されたが(Bodamer, 1947)，この障害が，既に失知覚の症候の1つとして記載されているのも興味深い。相貌失認は両側病変で持続するが，一側病巣によるものはすべて右半球性である(Meadows, 1974)。

視覚失認では，物体，絵，状況図，色，相貌，そして町並みなどが，それぞれ独立に障害されることが次第に明らかになり，対象のカテゴリーによる大脳内での組織化が相対的に独立して行われている可能性が高くなっている。それはそれとして，知覚対象を理解するには心像単一の賦活では十分ではなく，複数心像間の関係づけ(命題化)が必要であるという，Jackson失知覚論の中核部分については，筆者の不勉強もあるが，これまでほとんど議論されていないようである。心像の関係づけ，という

Jackson の力動的な視点は今後もっと検討されてよいのではなかろうか。

■文献

1) Benton A : Studies in neuropsychology. Selected papers of Arthur Benton, Oxford University Press, 1985, pp138-156. 原著 1982.
2) 〔Bodamer J : Die Prosop-Agnosie (Die Agnosie des Physiognomieerkennens). Arch Psychiatr Nervenkr, 1947 ; 179 : 6-53〕邦訳と解説：兼本浩祐, 濱中淑彦(訳)：相貌失認. 神経心理学の源流　失行編・失認編, 創造出版, 2002, pp369-433
3) Brain R : Visual disorientation with special reference to lesions of the right cerebral hemisphere. Brain 1941 ; 64 : 244-272. 邦訳と解説：小山善子, 鳥居方策(訳)：視覚性失見当, 特に右大脳半球損傷との関連において. 神経心理学の源流　失行編・失認編, 創造出版, 2002, pp147-161
4) Critchley M : The parietal lobes. Hafner Press, 1953.
5) 〔Dunn TD : Double hemiplegia with double hemianopsia and loss of geographical centre. Transactions of The College of Physicians of Philadelphia 1895, 17 : 45-55〕邦訳と解説：松原三郎, 鳥居方策(訳)：両側性半盲を伴う両側性片麻痺ならびに地理的中枢の喪失. 神経心理学の源流　失行編・失認編, 創造出版, 2002, pp475-494
6) Freud S (Stengel E 英訳)：On aphasia. A critical study. Imago Publishing Co., 1953, p78. 原著 1891.
7) Head H : Aphasia and kindred disorders of speech. Vol I, 1963, Hafner Publishing Company, 初版 1926.
8) Holmes G, Horrax G : Disturbances of spatial orientation and visual attention with loss of stereoscopic vision. Archives of Neurology and Psychiatry, 1919 ; 1 : 385. Phillips C.G. (ed)：Selected Papers of Gordon Holmes, Oxford University Press, 1979, pp418-437
9) Liepmann H : Über Störungen des Handelns bei Gehirnkranken. Verlag von S. Karger, 1905, pp62-66.
10) Meadows JC : The anatomical basis of prosopagnosia. J Neurol Neurosurg Psychiatry 1974 ; 37 : 489-501.
11) 秋元波留夫：失行症. 東京大学出版会, 1976, p139. 原著 1935.
12) 濱中淑彦：視覚失認および失認の項目. 新版精神医学事典, 弘文堂, 1992.
13) 日本神経学会用語委員会：神経学用語集　改訂第3版. 文光堂, 2008.

第 8 章

行為とその異常
affections of voluntary action

第 1 節　運動とアクション

　Jacksonは「運動」という語を身体的現象を表すのに用い，運動に共存する心理過程を「アクション」と呼んで厳密に区別した(第1章第4節第3項参照, 9頁)。

　I use the term "action" for the psychical "side" of what are physically movements.(SWⅡ:205, 1893)

　何かまとまった運動をとりあえず「動作」と呼ぶならば，動作は運動の複雑化したもので，物理的過程である。動作には，それが最高位運動中枢の活動によるものである場合には，心理的な過程，つまりアクションが共存する。
　アクションには，自動的なアクション(意識過程に上らない，動作に共存する心理過程)から意図的なアクション(意識に上る，動作に共存する心理過程)まで，ゆっくりとした移行がある(図 16)。決して自動的アクションから意識的アクションへ非連続的に飛躍するわけではない。
　アクションと動作の違いは，語(心理過程)と語運動の違いとまったく同じである。語はアクションにほかならない。あるいは，アクションの1つ

```
┌─────────────────────────────────┐
│      意図性アクション            │
│    （客体性アクション）          │
│  ┌───────────────────────────┐  │
│  │   手の使用（十分な意識）   │  │
│  │        左半球              │  │
│  └───────────────────────────┘  │
└─────────────────────────────────┘
              ↑
┌─────────────────────────────────┐
│      自動性アクション            │
│    （主体性アクション）          │
│  ┌───────────────────────────┐  │
│  │ 肩固定 → 腕固定 → 手首固定 → 手の使用（閾下意識） │
│  │        右半球              │  │
│  └───────────────────────────┘  │
└─────────────────────────────────┘
```

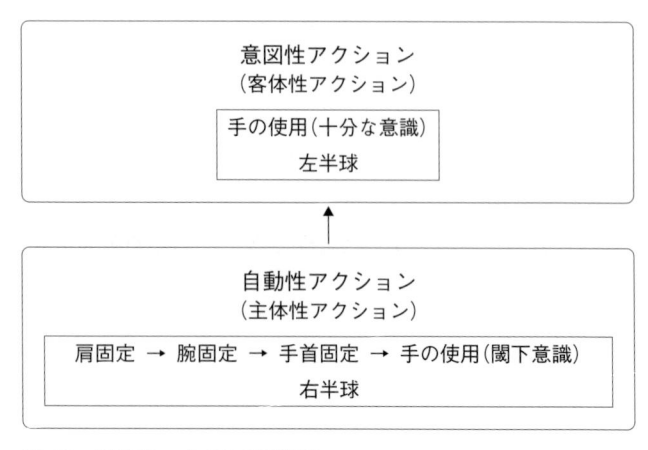

図16　アクションの二重構造

の様式が語である(SWⅠ:380 note 4, 1888-89)。

したがって，アクションも語と同じように，最初に主体性アクション(subjective actions)の段階があり，ついで客体性アクション(objective actions)の段階がある。言い換えると，意識下のアクション(自動性アクション)がまずあって，ついで，意識上のアクション(意図性アクション)が出現する(SWⅡ:201, 1879-80)(第5章第4節参照，74頁)。

このことは実際の身体操作を考えてみても明らかである，とJacksonは言う。

すなわち，われわれは手首を固定してからでないと指を動かせない。あるいは肩を固定してからでないと腕を動かせない。腕で，うんと力の要る仕事をしようとすると，その前に胸郭を固定し，しっかり息を吸い込んで声門を閉じておかなければならない。

もっとも自動的な筋群がまず活動を始めないと，意図的な筋群は活動のしようがない。まず支えが必要なのだ(SWⅡ:138, 1874)。

通常は意識されないが，すべての動作（神経過程）にはアクション（心理過程）が共存することの証拠の1つとして，Jacksonは幻肢現象を挙げている。

「腕が切断されると幻の手(spectral hand)が現れることがある。多くの例で，患者は幻の手を『動かす』ことができ，その手を使ってモノをつまみ上げようとすることもある。幻の手で指パターンを作り，今こんなふうなパターンを作っていると，残っている方の手でそのパターンを模倣してくれることもある。こうした幻の手の動作は実はアクションである。失われた手の動作を表現する大脳運動皮質の神経配列が，手がないのに気づかず，そのまま活動し続けることに共存するアクションなのだ。腕を切断される前には幻の手はなく，術後に健康な時の状態を思い出させるために出現するのだ，という説明は受け入れがたい。すべての人は手の運動をもつだけでなく，手の運動を実現する大脳神経配列の活動に対応する心理的過程，つまりアクションをもつ。人は自分の腕を切断された時，初めてこの心理的過程を発見するのである」(SWⅡ: 207-208, 1893)

手を動かす時には，「手を動かす」という動作を実現しつつある運動性大脳神経配列の強い活動があり，この活動と共存して活発な心理過程（＝アクション）が生じる。「手を動かす」動作を思い浮かべているだけだと，同じ神経配列の活動は軽微である。この軽微な活動に共存して弱い心理過程（＝アクション）が生じる。

第2節　パントマイム（身振り表現）

1. パントマイム・アクションの進化

Jacksonの考えでは，パントマイムは日常の具体的行為から生まれ出る。たとえば，「おいでおいで」という動作を考えてみよう。

まず，その身体・神経的側面。

この動作は，通常行われる効果発現運動（Jacksonはオペレーションと呼ぶ），つまり誰かを自分の方へ引っ張るというオペレーションから生じる。「引っ張る」というオペレーションがいったん行われると，このオペレーションの一部分，それも少し変化した運動がオペレーション全体を表すようになる。

ただ，この部分的動作は，元々の引っ張りオペレーション全体を表現する大脳の感覚—運動神経配列そのものの活動で実現されるのではない。この大脳神経配列から進化した新しい運動神経配列の活動によって実現される。

要するに，おいでおいでという身振りは，実際の引っ張り行為から変化したもので，実際に引っ張ることができない距離にいる相手に対して同じオペレーション（引っ張りという操作）をしているのである。

離れている相手に働きかけようとするオペレーションだから，動作のパターンは引っ張りそのものと同じである必要はなく，少々の変化が生じる。実際の大脳運動基盤も引っ張りとおいでおいでは同一ではなくなり，おいでおいで動作は新しい感覚—運動神経配列によって表現されるようになる（SWⅡ: 208-209, 1893）。

つぎに，その心理的側面。

相手を引っ張るという動作はアクション（心理過程）を伴う。当然，このオペレーションを実行する運動パターンの変化（Jacksonは進化と呼ぶ）につれ，その進化した運動（おいでおいで動作）もアクションを伴う。これがパントマイム・アクション（つまり象徴）である。

引っ張りから進化した新しい動作（おいでおいで）は，元の運動神経配列から進化した新しい運動神経配列の活動によって実現される。この新しい神経配列が強く活動すると実際に動作が生じ，同時にこの活動に共存して生き生きとした心理過程（パントマイム・アクション）が生じる。もしこの神経過程が軽く興奮するだけなら，弱い心理過程だけが生じ，運動は生じ

ない(SWⅡ: 208-209, 1893)。(註：アクションのシンボル性については第6章第7節も参照，109頁)

2. 語の進化

Jacksonはパントマイム・アクション進化論を語の出現機序の説明にも用いている。

語の発生，もっと正確には語の身体的基盤である大脳神経配列の進化でも，同じ機序が働いていると言うのである。

念のため，正確に引用しておこう。

「いわゆるBroca領域の神経配列は舌，口蓋，および口唇の筋群の運動を表現する。この領域はまた咽頭と喉頭の運動を表現する。つまり，この領域は食べるとか，飲み込むなどの『普通の』運動と関係している。私が考えるに，心理的な語に相関するBroca領域の運動神経配列は，この舌，口蓋，口唇の『普通の』運動を表現する神経配列から発生したのであろう。そして元々の発生土台であった運動表現から，大きくまたは完全に分離して，元の運動そのものでなく，オペレーションを表現するようになったのだ。ただし，オペレーションを表現するといっても，元のオペレーションそのものではなく，もっと幅広いオペレーション，つまり関連するアクションが広範囲に象徴されるようになった。もしこの考えが正しいなら，人間のBroca領域は犬の大脳の相同領域と異なって，はるかに専門性の高い，新しい神経配列を有する領域だと考えられる」(SWⅡ: 209 note, 1893)

要するに，元々は食事や呼吸や情動声音の発出などという目的に使われていたオペレーションが，少しずつ複雑化し，以前とは違う目的のオペレーションにも使われるようになる。つまり，身振りの場合と同じように，象徴的なオペレーションに使われるようになる。これと共存してパントマイム・アクションの高度なものが発生する。それが語なのである。

第3節　意図性行為障害の諸相

1. 顔面・舌・眼の意図性運動の障害

　Jackson 神経進化論の大原則の1つは「進化とはもっとも自動的な状態から，もっとも意図的（もっとも非自動的）な状態への移行である」というものである（第2章第1節第2項参照，21頁）。
　この大原則は Spencer に由来するが，Jackson が実地の臨床観察で繰り返し確認し，独自に血肉化したものである。

　すでに1866年，彼は以下のような症候に注目している。
　「数ヶ月前に診た陳述喪失の患者は，眼底鏡検査に際し，こちらの指示に従って，眼を一定の方向に向けることも，眼をじっとさせておくこともできなかった。眼を開ける代わりに口を開けた。あるいは顔をしかめた。あるいは眼を閉じた。だが，彼は言われた通りにしようとする意志を示しており，検査の間中，ずっとどこかの筋を動かしていた」（SWⅡ: 122, 1866）
　あるいは，
　「陳述喪失患者の中には，指示されても舌を出せないが，舌を出すのを手伝うかのように自分の指を口へ突っ込むものがいる。しかも舌を出すように指示し続けて，こちらが疲れてしまった頃に，舌で唇をなめたりする。このような患者は，もっともひどい場合でも，大抵笑うことができる。このような不随意的過程はすべて問題なく行われる」（SWⅡ: 122, 1866）
　あるいは，
　「陳述欠陥患者の中には，麻痺していない筋を使ってさえ，指示されたことを遂行できない者がいる。半自動的行為（摂食や嚥下）では，舌を使っているのに，指示に従って舌を出すことはできない。しかめっ面を模倣できるのに，言語命令下ではしかめっ面を作ることができない」（SWⅡ: 121, 1866）
　こうした舌筋や顔面筋や眼筋にみられる運動障害の特徴を，Jackson は

「こうした患者は意図的にできないことを不随意的には成し遂げることができるのである」とまとめている(SWⅡ: 123, 1866)。

　この事実を論じるに際して，Jacksonはフランスの Baillarger(Jules G.F. Baillarger 1809-1890)の論文に言及している。
　すなわち，1865年，Baillargerは「失語症の一部の症例では，不随意的発話は保存されるが，意図的発話は失われる」と述べ，さらに，ある特定の症例に関して，この事実をもっと一般化し，「意図性運動は失われるが，自発性運動は持続する」と述べている，と書いている(SWⅡ: 125, 1866)。
　Jacksonはこの発見を高く評価し，その後も幾度となくBaillargerを引用している。
　なぜ同じ運動が意図的には不可能で，不随意的には可能なのかというと，元々，すべての運動は，程度の差こそあれ，左右両半球に表現されており，運動神経過程に共存するアクションも左右半球に生成されている。しかし，意図的運動が出現するようになると，左半球が右半球を主導するようになる。すなわち，左半球に意図性アクションが発生するようになる。左半球に損傷が起きると，この意図性アクションは消失する。しかし，右半球性の自動性アクションは保存される。つまり，不随意的な顔面運動(舌・顔・眼)は実現可能なのである(SWⅡ: 222, 1868-69；SWⅡ: 200-201, 1879-80)。

　意図性アクションとは全生体のアクションにほかならない。
　なぜなら，意図性アクションは全生体を表現している多くの最高位中枢のどこかの活動に共存するものだからである。全生体を表現する最高位中枢が活動するということは，すべての水準の中枢が活動に参加していることを意味する。
　最高位運動中枢の一定数の神経配列が活動を始めると，この活動は中位中枢へ達し，さらに最下位中枢へ達する。この過程は，もっとも組織化の低い活動から，もっとも組織化の高い過程への移行である。組織化の高い

中枢ほど，より上位の中枢からの神経発射に対する抵抗が強いので，発射を末端まで到達させるには，下位中枢の抵抗を次々と突破していかねばならない。このため，下降するにつれて，各下位水準で興奮の程度（Jacksonはエネルギー放散と表現）が減り，最後に，狭く限定された興奮だけが残されて，特定の身体部位の運動が実現される。全身の動きを背景に，もっとも限局された運動，たとえば指1本の動きが実現される（SWⅡ：42-43, 1882）。

当然，神経疾患では，このもっとも全体的で，もっとも組織化の脆弱な統括機能（意図性アクションの神経基盤）がもっとも早く消失する。だが，意図性アクションが消失しても，自動的には同じ運動を実現することができる。

2. パントマイムの障害

陳述喪失患者では，しばしばサインを作る能力，つまりパントマイム性命題化能力（pantomimic propositionising）が障害される（SWⅡ：164, 1878-79）。

ところで，Jacksonはこのパントマイムとジェスティキュレーション（gesticulation）を注意深く区別している。日本語にすると，どちらも身振りになってしまうが，動作パターンによってある意味を伝えるのがパントマイムで，情動の高まりによって身体が自然に動くのがジェスティキュレーションである。たとえば，「高いところ」を表すために両腕を高く挙げるのはパントマイムで，驚いた時に両腕を高く挙げるのはジェスティキュレーションである（SWⅡ：164, 1878-79）。

あるいは，同意を表して首を縦に振るとか，不同意を表して首を横に振るのはパントマイムである（SWⅡ：175, 1878-79）。

パントマイムとジェスティキュレーションの違いは言語表出における陳述とののしりの違いに同じである（SWⅡ：164, 1878-79）。

陳述喪失患者ではジェスティキュレーションは保存される。

3. 操作行為の拙劣化

　Jacksonは操作行為の拙劣化現象にも注目している。

　たとえば，進行麻痺(general paralysis)では，もっとも複雑(つまりもっとも繊細)な手の運動が失われる(SWⅡ: 409, 1889)。何故なのか？

　こうした運動は最高位感覚―運動中枢によって表現されている。進行麻痺はこの最高位感覚―運動中枢を最初に侵すからである。

　侵される最高位運動中枢は，触覚性観念などの心理過程の神経基盤となっている最高位水準の中枢である(SWⅡ: 409, 1889)。

　この場合，複雑度のより低い運動や，もっとも単純な運動など，より低位の中枢によって表現されている運動は保存される。

　単なる運動の麻痺という水準でなく，触覚性観念の神経基盤でもある最高位の感覚―運動神経配列の障害による運動障害が進行麻痺にみられる手指の拙劣化なのである。すなわち，障害の水準は単なる運動麻痺より一段高い。

　結論的に次のように述べている。

　「私の意見では，進行麻痺の初期の段階に限れば，手のふるえは，最高位感覚―運動中枢のもっとも複雑な運動の喪失の間接的証拠であり，操作における器用さの欠落はその直接的証拠である」(SWⅡ: 410, 1889)

　ちなみに進行麻痺は梅毒スピロヘータによる髄膜脳炎で，おもに大脳皮質が侵される。前頭葉・側頭葉前部の変化が強い。

　Jacksonはてんかん発作後にみられる手の拙劣症についても言及している。

　手から始まる軽いてんかん性けいれん発作の後で，ピンをつまみ上げる動作が困難になることがある。だが，握力自体は強いままである。つまり，運動が拙劣になる。

　この運動状態の軽い異常は，2つの要素からなっている。1つは少数のもっとも専門的な手の運動が失われること(陰性要素)で，もう1つは残さ

れた，その段階ではもっとも専門性の高い運動によってピンがつまみあげられなければならないこと（陽性要素）である．つまり，この操作は専門性の一段低い運動によって遂行されるわけだから，「不器用」になるのである（SWⅠ: 445-46, 1890）．

このように，Jackson は運動の強さと運動の器用さを区別し，最高位水準に代表される専門性の高い運動の消失は，かならずしもそれとはっきりわかるような筋力低下を伴うわけではないことを指摘している．

第4節　後世への影響

Jackson の顔面・舌・眼の意図性運動遂行障害（以下，「挺舌不能」に代表させる）や，パントマイム実現障害は，その後，「失行」と呼ばれる症候群にまとめられるようになる．

失行論を確立したのはドイツの Liepmann で，1900 年のことである（Liepmann, 1900）．

失行とは，自分がどのような運動を実現しようとしているのか（運動意図）が完全にわかっているにもかかわらず，そして，その目的運動の実現に必要と思われる基本的運動能力が失われていないにもかかわらず，その運動を実現できない状態である．

挺舌不能は，この有名な Liepmann 症例（T氏．帝国参事官で 41 歳）にも記載されている．

Liepmann は書いている．

「舌を見せてと要求すると，彼は頭を後へ反らせ，眼を大きく開け，顎をぱちんと締めた」

さらに彼は舌出しの模倣もできなかった．

もっとも，Liepmann 症例の失行症候の中核は挺舌障害ではなく，右手の行為障害である．

1907 年に至って，Liepmann は失行症候を 3 型に分類する．

観念性失行（Ideatorische Apraxie），観念運動性失行（Ideokinetische

Apraxie)，および肢節運動性失行(Gliedkinetische Apraxie)である(Liepmann, 1907)。

　この分類だと，Jacksonの挺舌不能やパントマイム障害は観念運動性失行に入り，拙劣症は肢節運動性失行に入る。

　Liepmannの失行論とJacksonの行為解体論を比較すると，Liepmannは観念運動性失行の原因を「観念性の行為設計図」と「肢節を動かすための学習性の運動記憶」の離断に求めたのに対し，Jacksonは主体アクションの上層をなす客体アクションの消失にその原因を求めている点に大きな差が認められる。

　すなわち，Liepmannは師Wernicke由来の中枢並列論であるのに対し，Jacksonは独自の進化・階層論である。

　Liepmannは1920年になってようやくJacksonの仕事を知ったようで，「Jacksonによって1866年，初めて失行類似の症候記載がなされた」とJacksonに言及しているが，残念ながら彼の行為障害に対する考え方については何も触れていない(Liepmann, 1920)。

　Brainは，手指の操作における拙劣症を論じて，LiepmannやKleistは運動の拙劣化(clumsiness of movement)を肢節運動性失行，あるいは神経支配失行の症候とみなしているが，「英国の神経医は，Jacksonにならって，この症候を失行でなく，錐体路障害による運動障害の軽度のものとみなしている」と述べ，失行でないとしている(Lord Brain, 1965)。

　このBrainと類似の見解は，たとえばGeschwind(Norman Geschwind 1926-1984，米国神経心理学の泰斗)によっても表明されている(Geschwind, 1965)。

　しかし，Jacksonは，すでに紹介したように，脳損傷でみられる脱力を伴わない不器用さを学習され，専門化された運動能力の障害ととらえており，錐体路障害(純然たる運動出力障害)でなく，最高位感覚―運動中枢の

障害とみなしている．彼の仮説が正しいとすれば，拙劣症は決して Brain の言うように「錐体路障害による運動障害の軽度のもの」ではないことになる．

　Jackson の観察した挺舌不能症候は，Liepmann の分類に従えば観念運動性失行に入る．
　大橋（大橋博司 1923-1986．わが国神経心理学の大先達）によると，Kleist（Karl Kleist 1879-1960）は，これを顔面失行（Gesichtsapraxie）と呼び，肢節運動性失行の1亜型に位置づけている（大橋，1965）．
　Geschwind は，この症候を独自の理論的立場から顔面失行（facial apraxia）として独立に取り扱っている（Geschwind, 1965）．
　Hecaen（Henry Hecaen 1912-1983）と Albert（Martin L Albert 1938-）も，これを口部顔面失行（buccofacial apraxia）とし，独立した症候群である可能性を示唆している（Hecaen et al, 1978）．

　秋元波留夫は Liepmann 的立場からではなく，Jackson 的立場から失行症候を見直そうとした学者として，Monakow（Constantin von Monakow 1853-1930）や，Sittig（Otto Sittig 1886-1944）を挙げている．中でもチェコの神経医 Sittig に関する部分が参考になるので触れておきたい．ただし，秋元自身は Sittig の考え方に否定的である．
　秋元は Sittig について，以下のように書いている．
　「彼の思想には，ジャクソンの影響が鮮明であり，この意味では必ずしも全く新しい見解とは言いがたい．しかし，従来ほとんど顧みられるところのなかった学説の意義を再認識し，これの復活を意識的に唱えた点で，また彼の独創性を認めてよいであろう」（秋元，1935, p145）．
　秋元からの孫引きだが，Sittig は次のように述べているそうである．
　「多数の運動失行の症例を集めて統計的に調べてみると，その症候の強さと，現れる頻度との順位は，ジャクソンがかつて肢節性けいれん発作および運動麻痺，ファントム肢節等の出現と生起の順序について見出した法

則に一致する。すなわち，1. 上肢，ことに手指，さらに手指の中では親指と人さし指，2. 顔面，3. 下肢，4. 躯幹の順序である」（秋元，同書，pp146-147）（註：この順位については次の第9章参照）

つまり，行為の解体は，行為の土台となる神経機能の専門性がもっとも高く，その分，構造がもっとも複雑で，もっとも意図的なものから始まりやすい，ということである。

Sittig によれば，「失行は，いわば運動機能のより高い階層における解体，換言すれば，行為の自動化の障害である」（秋元，同書，p151）

■文献

1) Geschwind N : Disconnexion syndromes in animals and man. Part II. Brain 1965 ; 88 : 585-644.
2) Hecaen H, Albert ML : Human neuropsychology. John Wiley & Sons, 1978, pp108-109.
3) Liepmann H : Das Krankheitsbild der Apraxie ("motorischen Asymbolie") auf Grund eines Falles von einseitiger Apraxie. Monatschrift für Psychiatrie und Neurologie, 1900 ; 8 : 15-44 ; 102-132 ; 182-197. 邦訳と解説：遠藤正臣，中村一郎（訳）：失行（運動性失象徴）の病像．半側失行の1例を基礎として．神経心理学の源流　失行編・失認編．創造出版，2001，pp17-74
4) Liepmann H : Über die Funktion des Balkens beim Handeln und die Beziehungen von Aphasie und Apraxie zur Intelligenz, 1907. Drei Aufsätze aus dem Apraxiegebiet. Verlag von S. Karger, 1908, pp51-80 所収
5) Liepmann H : Apraxie. Brugsche Ergebnisse der gesamten Medizin. 1920 ; 1 : 516-543.
6) Lord Brain : Speech disorders. Aphasia, apraxia, and agnosia. Second edition. Butterworths, 1965, p163.
7) 秋元波留夫：失行症．東京大学出版会，1976．原著初版 1935．
8) 大橋博司：臨床脳病理学．医学書院，1965, p197.

第9章
てんかん症候論
epilepsies

　Jackson 選集にまとめられている論文リストによると，彼の最初の論文は 1861 年に発表されている。この年，14 本の論文がリストアップされているが，そのほとんどは 7 歳年上の同郷で同僚の Hutchinson（Jonathan Hutchinson 1828-1913, 外科医・眼科医）と共同で経験した症例についての報告だそうである。そのうち 6 本が梅毒に関するもので，その 1 つのタイトルは「梅毒に合併したてんかんの例」とある。

　翌 1862 年にはただ 1 篇だけがリストアップされており，そのタイトルは「てんかんからの回復例」である。ついでに言うなら，その翌年 1863 年に発表された 12 本のうち 6 本がてんかんに関するものである。

　この事実からも明らかなように，彼の関心は早くからてんかんにあった。多くのてんかん患者の症候と経過についての詳細な観察と考察が，彼を神経過程と心理過程の相関に関する独自の思想に導いたのである。彼の好んだ表現を使えば，神経疾患は自然がもたらした「実験」であり，神経・心理構造の理論はこの実験によって裏打ちされなければならないものである（SW I : 62-63, 1875；SW I : 168, 1874-76）。

　これまで筆者は，Jackson の主たる思想を心理・神経共存論，進化論，解体論，二重症候論，意識論，言語の異常，知覚の異常，アクションの異常の 8 章に分けて整理してきたが，実際の Jackson はこれらを別々に論じているわけではなく，すべての論文や講演でこれらの問題をないまぜに扱っている。

てんかんには，症候の突発性，意識と身体の同時的障害，急速な神経過程の崩壊とそれに負けない急速な回復など，さまざまな要因が同時かつ多発性に関与するので，てんかん症候のJackson的理解には，ここまで読者の理解に資するため別々に取り上げてきたすべての理論が必要になる。独立の章を立てる所以である。

第1節　Jacksonによるてんかんの定義

Jacksonのてんかんの定義としてもっとも有名で，その後もよく引用されるのは，「てんかんは時折の，突発性で，過剰で，急速で，かつ局所性の灰白質の発射である」というものである。

Epilepsy is the name for occasional, sudden, excessive, rapid and local discharge of grey matter. (SWI : 100, 1873)

Jacksonのてんかん定義がそれ以前のものと違うのは，「大脳皮質の突発的で過剰な発射（当時はなお電気放電かどうかははっきりしておらず，Jacksonはエネルギーの発射と考えていた）」という仮説を立てたことにある。この仮説に基づいて，彼はそれまでてんかんと呼ばれていた少数の症候群に，大脳の過剰発射によるとみなされる多くの症候群を加え，てんかん概念を拡大した。

Jacksonによれば，過剰発射という生理学的異常が起こっているかいないかが診断のポイントで，発作時に意識が失われるかどうかは本質的な問題ではない(SWI : 203-205, 1874-76)。

この定義に基づいて，Jacksonは当時の医学界がてんかんと呼んでいたものを「本来性てんかん(epilepsy proper)」，あるいは「純粋てんかん(genuine epilepsy)」と呼び，彼が新たにてんかん群に加えたものを「てんかん様発作(epileptiform seizures)」，あるいは「一側開始けいれん(convulsions beginning unilaterally)」と呼んだ(SWI : 8-36, 1870;

表6　純粋てんかんと一側開始けいれんの違い

	純粋てんかん	一側開始けいれん
前兆	なし，あるいは一過性	ゆっくりで局所的
意識消失	早期	後期
けいれんの範囲	しばしば全身性	しばしば限局性
両側への拡大	ほとんど同時	段階性に対側へ拡大
両側のけいれん程度	ほとんど均等	非均等
けいれんの行進	急速に進行	ゆっくり進行

ただし，この対比はあくまで重篤な発作と全身けいれんを示す症例に対するものである．

SWⅠ：199-200, 1874-76)．

　純粋てんかんの典型例では，発作は前兆なしで始まることが多く，あってもきわめて短い．ごく早期から意識が失われる．けいれんは全身性で，けいれん開始部位は特定できないことが多い．けいれんの程度は身体両側で同じである．けいれんの行進はあっても，急速でたちまちにして終了する．

　一方，一側開始けいれんの典型例では，発作の前兆がはっきりしており，しばらく続く．意識の消失は発作後期に起こる．けいれんはしばしば限局性で，身体両側を侵す時も段階的に拡大する．全身けいれんとなっても，その程度は両側で不均等である．けいれんの行進ははっきり，ゆっくりと進む．

　Jackson自身が，この2種類のてんかんの症候特徴を表にまとめているので，そのまま引用する（SWⅠ：258, 1874-76)（表6)．

　Jacksonは，本来性てんかん発作にめまい，小発作，および大発作を，てんかん様発作に身体一側から始まるけいれん発作，一側性の感覚異常発作（片頭痛），てんかん様黒内障発作などを入れている．

　身体一側性に始まるけいれんと本来性てんかんの違いは「発射病巣」の

違いにある。本来性てんかんにおいて不安定化する灰白質は最高位の感覚―運動神経配列であり，一側性てんかんで不安定化する灰白質は，それより下位の感覚―神経配列である(SWⅠ:257, 1874-76)。

つまり，本来性てんかん発作は「心の器官(organ of mind)」の疾患である(SWⅠ:178, 1874-76；SWⅡ:402, 1889)。

第2節　てんかん発症のメカニズム

1．機能過剰と機能消失

Jacksonは神経組織の障害を2つのタイプに分けている。1つは組織の破壊であり，機能の喪失をもたらす。もう1つは組織の不安定化であり，機能の異常＝発射を引き起こす(SWⅠ:29, 1870)。

言い換えると，神経組織には「破壊性病巣」と「発射性病巣」が存在する(SWⅠ:208, 1874-76)。

てんかんはこの「発射性病巣」によるもので，大脳半球の高度に不安定化した領域に生じる，局所性の，突発性，かつ過剰な発射によって引き起こされる。すなわち，てんかん発作という現象は，大脳の限られた部分がもつ機能が過酷に発揮されることによって起こる(SWⅠ:185, 1874-76)。このことをJacksonは「過剰機能(over-function)」と呼んでいる。

「発射性病巣」にはもう1つ重要な特徴がある。すなわち，この不安定な神経組織が過剰に活動すると，この部分の神経組織は疲弊し，「機能消失(loss of function)」に陥る(SWⅠ:179-180, 1874-76；SWⅠ:208, 1874-76)。

つまり，発射病巣は機能過剰を経て機能消失に至り，再び回復するという生理学的経過を繰り返す点で，きわめて特異な病巣である。

てんかんは大脳局在病巣によって引き起こされるが，その部位は発症パターンから推定可能である。すなわち，最初にけいれんが起こる身体部位が特定できれば，高位中枢においてその身体部位の運動または感覚を表現

している領域に病巣があると推定できる(SWⅠ:250, 1874-76)。ただし，この指摘はすでにフランスのFalret(Jules Falret 1824-1902, フランスの精神科医)によってなされたものだと，彼の論文を引用している(SWⅠ:250-251, 1874-76)。

このけいれんの最初の出現をJacksonは「発端けいれん(convulsion incipient)」，あるいは「信号症候〔signal symptom(Seguin)〕」と呼んでいる。Seguinという医師がそう呼んだのだそうである(SWⅠ:424, 1890；SWⅠ:430, 1890)。

身体症候についてのこの原則は心理症候にも適用できる。この場合は「前兆(warning)」が発射病巣推定の手がかりになる。

てんかん病巣はほとんどその部位の機能だけを過剰・過大に発現するので，心理的には精緻さに欠ける粗大なセンセーションを生じることになる(SWⅠ:247, 1874-76)。

2. けいれんの本態

運動中枢神経配列の過剰かつ急激な発射は「運動(複数)のかたまり(clotted mass of movements)」を生じる。つまり，発射病巣が代表している運動(複数)が正常時のように，次々と秩序正しく生じるのではなく，それらの運動が同時にかつ激しく生じるのである。この状態を「けいれん(spasm)」と呼ぶ(SWⅠ:168, 1874-76)。

このJacksonのけいれん解釈は独創的である。単純に筋群の強い収縮が繰り返されるというのでなく，正常にあっては分離して生み出されるはずの個々の生理的運動が「凝固して」，あるいは「かたまりになって」生じている，と理解するのだ。

あるいは次のようにも説明する。すなわち，「けいれん(convulsion)とは，異なる運動(複数)間の戦いの総和である」

Jacksonの進化論的立場からみると，運動中枢の異常興奮はその部位がもともと表現している多数の生理的運動を同時かつ無秩序に発現する。そ

の結果,運動間の戦いが引き起こされる。だから,「筋の異常に強い収縮(spasm)」が生じているなどと単純に考えてはならないことになる(SWⅡ:31, 1882)。

ところで,Jacksonは,spasmが多くの身体領域を含む場合をconvulsionと考えているようだが,本書ではどちらも「けいれん」と訳した。Jacksonのspasmを現代神経学用語に合わせてれん縮(断続的に生じるある持続時間をもった異常な筋収縮状態:『神経学用語集』)と訳すと,ニュアンスが微妙に違ってくるからである。

けいれんのパターンは発射病巣が存在する神経階層によって異なっている。

まず,Jacksonの言う一側開始けいれん発作の場合,発射病巣は中位運動中枢の神経配列にある。

この場合,けいれんが始まる身体部位で頻度が高いのは,(1)手,(2)顔,舌,あるいはその両者,(3)足,の順である。なぜかというと,もっとも多くの,種類の違う運動を遂行する身体部位が最初に,そして強く侵されるからである。

手に始まる場合,ほとんどの症例では,拇指と示指から始まる。この部分が全身体の中でもっとも「意図的」で,「専門的な」部分であり,実現する運動の種類がもっとも多いからである(SWⅠ:260-261, 1874-76;SWⅠ:425, 1890)。

一方,本来性てんかんの場合,発射病巣は最高位運動中枢の神経配列にある。

最高位中枢は「心の器官」なので,この部位の発射は意識の消失を来す(意識消失については後述)。

身体的には,最初に顔面が蒼白になる。けいれんは全身性で身体の両側に同程度かつほとんど同時に生じる。つまり,最高位中枢に始まる発射は全身を急速かつ同時に侵す(SWⅠ:172, 1874-76)。

3. けいれんの行進

　一側開始けいれんでは,「けいれんの行進(march of the spasm)」がみられる(SWⅠ:8, 1870；SWⅠ:255, 1874-76)。この march of spasm を march of convulsion としている時もある(SWⅠ:434, 1890)。同じことである。

　けいれんの行進についての,もっとも具体的な記述を引用しておこう。

　「原則として,けいれんは示指と拇指に始まる。ついでそれ以外の指に及ぶ。ついで腕が加わる。けいれんは次いで顔に及び,ほとんど同時に下肢に下りて行く。ついで眼球と頭が侵されている側を向き,躯幹が同じ側にねじれ,ついで胸部筋が動かなくなる。最後には反対側の一側筋がけいれんし始める」(SWⅠ:268, 1874-76)

　けいれんの行進は単純な継起ではなく,けいれんの複合化である。つまり,けいれんが他の身体部位に広がる時,それまでけいれんしていた部位のけいれんが止まるのではない。そうではなくて,最初の部位のけいれんはより「大量」になる。つまり参加する運動数が増える。同時に,他の部位を含む運動へとけいれんが「拡大」する。つまりけいれんを構成する運動の範囲が広がる(SWⅠ:434, 1890)。

　けいれんの行進は必ず起こるわけではない。示指と拇指だけに留まることもある。けいれんが全身に広がる場合には,このような一定の順序に従うのである。けいれんの行進は,発射部位および発射部位の支配下にある神経配列が示指と拇指の運動だけでなく,これらの指の運動に服従する他の身体運動をある特定のやりかたで表現していることを示している(SWⅠ:255, 1874-76)。

　示指から始まる一側開始けいれんのほかに,すでに述べたように,別の身体部位から始まるものもある。すなわち,手から始まる場合,一側顔面から始まる場合,それに足から始まる場合である。この違いは発射病巣が中位運動領域の異なる領域に局在していることを示している。

4. 意識消失の本態

本来性てんかん発作（大発作・小発作）では意識が消失する。

大発作では意識消失の程度は強く，昏睡が持続することもある。小発作では意識消失は短く，軽度の場合は他人が気づかないことさえある。

一方，一側開始けいれん発作では，意識障害を伴うことも，伴わないこともある。

なぜ，本来性てんかんでは意識が失われるのか？

最高位神経中枢（感覚・運動要因が統合されている最高位中枢）の神経配列の発射が正常時にくらべ，遙かに過剰，かつ急速になるからである（SWI：205, 1874-75）。

正常では，秩序だち，順序だった神経活動が進行する。この神経過程に共存して意識が出現するのであって，過剰かつ急速，つまり無秩序な神経活動では意識は立ち上がりようがない。

このような考えに基づいて，Jackson は本来性てんかん（純粋てんかん）を「最高位水準発作（highest level fits）」と呼んだ（SWI：414-415, 1890）。

意識消失のメカニズムはもう1つある。

すなわち，最高位中枢が働かなくなっても意識は消失する。てんかん発作で最高位中枢の神経配列の活動が過剰すぎると，この神経配列は疲弊する。こうした神経過程の疲弊状態（陰性機能状態）でも意識は失われる。

結局，最高位中枢の機能過剰でも，機能消失でも，いずれの場合でも意識は消失する（SWI：417-418, 1890）。

5. てんかん発作後麻痺の本態

Jackson はけいれん発作後にみられる麻痺の原因についても徹底的な考察を加えている。

まず，中位運動中枢の陰性状態が麻痺を引き起こすことは明らかである，と言う。

「私の仮説によれば,てんかん様発作の後には必ず麻痺がみられる。発作が軽度な場合でも,最初にもっともけいれんした部位には,麻痺がみられる」(SWⅠ:445, 1890)

いうまでもなく,麻痺は発射病巣の過剰活動に続く機能消失の結果なのである。

一側開始けいれん発作の後,同部位に麻痺がみられることは,すでにTodd(Robert Bentley Todd 1809-1859)によって報告されており,てんかん性片麻痺(epileptic hemiplegia)と呼ばれていた。いわゆるTodd麻痺である。Toddはその発症メカニズムを神経系の過剰活動による疲弊と考えていた。Jacksonはこの考えを全面的に支持している。ただ,Jacksonが最初このメカニズムに思い至った時は,まだToddの業績を知らなかったそうである(SWⅡ:8, 1881)。

またJacksonは,自分の定義に基づき,てんかん性片麻痺は,正確には「てんかん様発作後片麻痺(post-epileptiform hemiplegia)」であるとしている(SWⅠ:347, 1881)。

では,最高位運動中枢の陰性状態では何がみられるのだろうか。

てんかん発作後,昏睡状態に陥った患者は動かない。神経中枢が物理的陰性状態(機能消失)に陥っているからである(SWⅠ:322-323, 1880-81)。

Jacksonによると,このてんかん後無動状態は「麻痺」にほかならない。それも「ある種の」身体全領域に及ぶ麻痺である。この主張のポイントは,「意識を失ったから動かなくなった」という当時の常識的な考え方を否定して,「神経過程が陰性状態に陥ったから動かなくなった」と考えるところにある。神経過程が神経過程の原因である。決して,心理過程(意識消失)が神経過程(無動)の原因をなすのではない(SWⅡ:59-60, 1884)。

「ある種の」麻痺とは,「最高位中枢が表現する,両側かつ全身体の筋が参加するもっとも複雑な運動の幾つかが失われた状態で,同じ最高位中枢が表現する,そのほかのもっとも複雑な運動は保存される状態」である。「複雑な運動のほとんど(中位中枢支配)と単純な運動(最下位中枢支配)は

もちろん保存される」(SWI : 443, 1890)

最高位運動中枢の機能消失でみられる麻痺は，麻痺は麻痺でも，中位運動中枢や下位運動中枢の機能消失でみられるような(誰の眼にもわかるような)単純な「麻痺」ではないのである。

このようなタイプの無動状態は，てんかん後昏睡だけでなく，すべてのてんかん発作後失正気(post-epileptic insanity)で生じる(SWⅡ : 404, 1889)。(失正気については次章参照)

6. てんかん発作後陳述喪失の本態

Jackson によると，陳述は心理過程に違いないのだが，意識よりは低位の心理過程である。

意識の障害は最高位水準の神経配列の機能消失に対応する。一方，陳述の障害は中位水準の神経配列の機能消失に対応する。

中位運動中枢のうち，構音運動を表現する神経配列が機能消失を起こすと，構音運動系列の運動麻痺が起こり，これらの運動に共存する陳述過程(心理過程)が消失する。

てんかん様発作(一側開始けいれん)では，発作後に一時的な陳述欠陥がしばしば認められる。

Jackson はこの病態を簡単には，「てんかん性失語(epileptic aphasia)」と呼び(SWⅠ : 195-196, 1874-76)，厳密には「てんかん様発作後の一過性失語(temporary aphasia after certain epileptiform seizures)」と呼んでいる(SWⅠ : 378, 1889)。

てんかん性失語では，しばしば右片麻痺(発作後神経症候)と陳述障害(発作後心理症候)が認められる。この場合，右片麻痺(大脳一側性に代表されている反対側の手や足の運動の消失)を陳述障害に対応させてはならない。陳述障害と対応させて考えなければならない運動麻痺は，舌や口唇などの両側を用いて実現されている多くの非常に複雑な運動(つまり構音運動)の障害である，と念を押している(SWⅠ : 456-457, 1890)。

第3節　てんかん性陽性心理症候の発症メカニズム　161

表7　純粋てんかんとてんかん様発作の運動・心理症状の比較

		病巣部位	神経機能の状態	運動の状態	心理の状態
純粋てんかん	発作中	最高位感覚・運動中枢	過剰・急速発射	無動（麻痺）	意識消失
	発作後		発射停止（疲弊）	無動（麻痺）	意識消失
てんかん様発作	発作中	中位運動中枢	過剰・急速発射	けいれんの行進	意識消失±
	発作後		発射停止（疲弊）	けいれん部の麻痺	意識消失±

意識消失±は消失することもあれば，消失しないこともあることを表す．

　運動はすべて大脳左右半球に両側性に表現されているのだが，その中でももっとも高度で専門性の高い構音運動はとりわけ両側性が強い．その両側性表現の左半球分に障害が起こっているのである（第2章第6節第2項参照，40頁）．

　この節を終わるに当たって，純粋てんかんと一側開始けいれんの病巣水準，侵される神経機能，出現する運動症候と心理症候を発作中と発作後に分けて簡単な表に整理しておこう（表7）．

第3節　てんかん性陽性心理症候の発症メカニズム

　てんかん発作で出現する心理症候は単に意識の消失だけではない．さまざまなニュアンスの意識の異常が生じる．それらの異常は運動症候と同じく，過剰神経発射によるものと過剰発射後の神経疲弊によるものの2群に分けられる．

1．発射病巣の過剰かつ急速な活動による症候

　最高位水準の神経過程の過剰かつ急速な活動に共存して，異常な（粗雑な）心理過程が出現することがある．

　以下，主要なものを列挙する．

突発性の心窩部の異常感。この後に恐怖感情が続くことがある（SWI：301, 1879）。

突発性の雑音。この後，人声が聞こえることがある（SWI：302, 1879）。

色彩視。火の玉とか，光のフラッシュなどという訴え。この後，幻の顔が見えたりすることがある（SWI：302, 1879）。

味。と言っても粗雑なセンセーション。もう少し細かく，金属の味を訴えた例がある（SWI：302-303, 1879）。

粗雑な臭い（SWI：303, 1879）。

あるいは，

体性あるいは運動性センセーションの消失感（SWI：139-140, 1876）。

これらは前兆（warning）と呼ばれる（SWI：308-309, 1880-81）。

2. 発射病巣の疲弊に伴う下位神経配列の過剰活動による症候

最高位水準の発射病巣が一定時間活動すると，当該組織は疲弊して活動性を失ってしまう。すると，発射病巣より下位に位置する神経配列（これも最高位中枢のうち）の活動は相対的に亢進する。

すなわち，

「強い粗大センセーション（たとえば強い臭い）は，てんかん病巣自体の活動に共存して出現するが，複雑なセンセーション（たとえば顔の幻視）や，それ以上に複雑な心理状態（たとえば夢幻状態：次節参照）は，発作病巣の発射のせいではなく，発作病巣ともっとも密接なつながりをもつ別の神経配列（つまり，一段下位の神経配列）の活動亢進に共存して出現する（括弧内は筆者の追加）」（SWI：301, 1879）

発射病巣は粗大なセンセーションしか生み出さない。この部分の疲弊が，その下位に位置する，もともと健常な神経機能の活動を活発化させる。この正常な神経配列の正常な働きに共存しているからこそ，複雑な心理過程が出現するのである。

これらの複雑な心理症候は，第1のメカニズムによる粗雑な心理症候よりはまとまってはいるが，正常過程よりは劣化した心理状態である。

　ここで，留意しておかなければならないことだが，最高位水準の下位に位置する配列といっても，すべて最高位中枢内での上位，あるいは下位の話である。この最高位中枢内の階層構造については次章で詳しく紹介する。

第4節　Jacksonの切り出したてんかん性複雑心理症候

　Jacksonが記載した，てんかん発作後の，下位神経配列の機能亢進によると考えられる複雑な心理症状のうち，重要なものをいくつか拾い出しておこう。

1. 精神自動症（mental automatism）

　てんかん発作後にみられるさまざまな異常行動（中には殺人に及ぶ場合すらある）には1つの共通項が認められる。すなわち，これらの行動（doings）はすべて自動的である。これらの行動は無意識性に遂行され，行為主体（agent）に責任はない。このような行動をまとめて，Jacksonは「精神自動症」と名づけている。

　こうした自動行動に「精神（性）」という形容詞をつけるのは，これらの行動が粗大な精神状態の外部表出，言い換えると「てんかん性夢幻状態（epileptic dream）」の外部に現れたサインだと思われるからである（SWI：122-123, 1875）。

　精神自動症の出現には，必ず一過性のてんかん発作が先行する。ここは重要な点で，精神自動症は発作そのものの現れではなく，発作部位の神経配列（最高位中枢の最高位レイヤーのどこか）が過剰活動で消耗した結果，二次的に出現する症状なのである。より下位に位置する神経過程が過剰な活動を始めたことの現れである。

　このような状態では，なお高度に複雑なアクションを自動的，つまり無意識的に遂行することができる。ただし，行動の複雑度は先行発作の程度

に依存する．すなわち，発作の程度が軽いほど精神自動症はより複雑である(SWⅠ:123, 1875)．

また，先行発作の程度が軽いほど，自動行動は状況に支配されやすくなる．影響を与える状況は発作前のものであることも，発作中のものであることも，発作後のものであることもある(SWⅠ:127, 1875)．

精神自動症の例:

たとえば，Jackson のてんかん患者の一人は，てんかん発作の前兆をまったく示さずに，突然ひどく興奮し，周囲の介護人と激しく争い始めた．この興奮状態は 20 分ほど持続した(SWⅠ:122, 1875)．

あるいは別の患者は，診察の途中に，それまで静かに椅子に座っていたのに，突然処方箋の束をこまごまに破り，口に突っ込んだ．私が口から取り上げると，床から別の紙片を拾い上げ，それを噛み始めた(SWⅠ:124, 1875)．

自動症には単純な行動から，きわめて複雑な行動までさまざまな水準が認められる．もっとも有名で，後の文献にもしばしば引用されるのは，症例 Z にみられた精神自動症である．

症例 Z は医師で，回想発作(第 3 項参照)をしばしば経験していたが，回想感情を伴わない，ごく軽い意識の中断発作(Z 自身は小発作と呼んでいる)を経験することもあった．

その 1 エピソードについての彼本人の記録を Jackson が引用している(SWⅠ:404-405, 1888)．

「私(Z)は，呼吸障害の主訴をもつ患者を診察しようとしていて，彼に上着を脱ぐように指示した．彼がしんどそうだったのを覚えている．その時，小発作が来そうに感じたので，私は聴診器をつけ，会話を避けようと患者からからだをそむけたのを覚えている．次に私が覚えているのは，同じ診察室の書き物机に座って，別の人と話していたことである．意識が完

全に戻った時，さっきの患者のことを思い出したが，彼は部屋にはいなかった。何が起こったのか確かめるため，患者の病室へ行ってみた。彼は私が書いた『左肺底部の肺炎』というメモを持って，ベッドにいた。彼との会話から間接的にうかがい知ったところでは，私は彼の身体を診察し，メモを書き，すぐ病室へ行ってベッドに休むように指示したらしい。私は興味津々で，彼をもう一度診察した。そして私が正しい診断をしていたのを知った。私の無意識の診断（思い出せない診断）と私の意識的な診断は合致したのである」

　この記録を裏付ける第三者の観察はない。したがってあくまで推定になるが，彼は「無意識状態」（もっと正確にはZの言うとおり「思い出せない意識状態」）で，適切な診察と，診察所見に基づく正しい判断と，正しい書字と，正しい会話をしていたことになる。もっとも高度な自動症である。

2. 夢幻状態(dreamy state)
　てんかん発作に際し，意識の陰性状態（意識の欠陥，あるいは意識の喪失）と同時に意識の陽性状態（意識の過剰活動）が生じる。
　たとえば，突然，自分が現在どんな環境にいるのかがぼんやりするのと同時に，あるいはその直後に，「夢の中にいるような」感情が経験される。どこか，昔いた環境にいるような，そういう感情に侵される。つまり，Jacksonの解釈によれば，意識の二重状態が起こる(SWI：295, 1879)。
　Jacksonの具体な説明を引用しよう。

「私の患者の一人は，発作時に2つの正反対の心理状態に陥ると述べている。すなわち，(1)正常の心の働きが止まるように思う。そして，(2)一瞬の間に，多数の異なることを考えるように思う。あるいは，(1)手紙を書いている時，紙が真っ白になる。そして(2)同じように，多数のことを同時に考えるようになる，とも述べている。つまり(1)陰性状態（自分の周りについての意識の障害）と(2)陽性状態（意識の亢進：それまでに組織化

されていた心理状態の立ち上がり)が同時に起こるのである」(SWI : 295, 1879)

ほかにも，さまざまな訴えが例として挙げられている。
「昔の光景が戻ってくる」，「どこか知らない場所にいるように感じる」，「夢みたいに感じる」，「なつかしいけど，でもなんか変な光景」，「どこかを歩いていて，発作が来ると，『あ，あれ見たことある』と感じる」などなど(SWI : 275, 1876)。

あるいは，今の考えと夢の混じりあい，二重の意識，どこかほかの場所にいる感じ，子どもの時の出来事に戻っているみたい…などなど(SWI : 312, 1880-81)。

こうした夢幻状態は，臭いや心窩部の異常感などの主観的前兆と，味わうような唇の動きや唾吐きなど，特有の運動で始まることが多い。

臭いのような粗大なセンセーションはてんかん発射に共存して生じる症候である。一方，夢幻状態はきわめて複雑な心理状態であり，発射病巣が作り出せるものではない。発射病巣が疲弊した段階で，残された正常な神経配列の活動が作り出すのである(SWI : 313, 1880)。

発射病巣の疲弊は意識の欠陥を生じ，発射病巣より下位のレイヤーの過剰活動が「過剰意識＝夢幻状態」を生じる(SWI : 387-88, 1888)。

夢幻状態はアクションを伴うことが多い。この時のアクションは「夢の内容」と一致しているのではないか，と Jackson は言う。つまり，観念上の環境(夢の環境)に適合したアクションが出現するのである。夢幻状態の心理過程は，多くの場合，遠い昔の経験を基礎にしており，この心理状態に合わせた複雑なアクションが出現する。当然，今の環境とは適合しない。したがって目的性が認められないアクションに見えることになる(SWI : 316, 1880-81)。

3. 回想感情(feeling of reminiscence)

　Jacksonは夢幻状態の1亜型として「回想感情」を分離している。

　回想感情とは，前項で取り上げたさまざまな夢幻様意識の中で，「どこかを歩いていて，発作が来ると，『あ，あれ見たことある』と感じる」という，そういう感情である(SWI：275, 1876)。

　なぜ，分離したかというと，夢幻状態ではアクションを伴うことが多いのに対し，回想感情(これも夢幻状態なのだが)ではアクションはあまりみられないからだ，と言っている。

　前項で述べたように，夢幻状態のアクションは夢環境に適応する行動と考えられるのに対し，回想感情は，以前の正常な再認過程の下意識部分の表出と考えられるのではないか，と発症メカニズムの違いに言及している(SWI：316, 1980-81)。

回想感情発作の代表例：

　まず，Jacksonが引用しているある患者(経験ある医師。Jacksonの診察を受けたこともある)の発作時経験についての自己観察から始めよう。Quærensという偽名(以下Qとする)で，1874年にある医学雑誌に発表されたものである。

　Qにはごく軽い夢幻発作と重度なてんかん(意識消失，全身けいれん，咬舌)発作があった。夢幻発作のほうが多く，持続は1〜2分で，周囲が気づかないくらいである。この時の唯一の局在性症候は「右手に変な感じがする」というものであった。

　この軽い夢幻発作の時，常に「回想(reminiscence)」感情が沸き起こったそうである(SWI：388-389, 1888)。

　Qによると，同じような経験をディケンズ，コールリッジ，テニソンなどが記載しているそうである。

　Jacksonは，その中からディケンズの小説，『デイヴィッド・コパフィー

ルド』の主人公，コパフィールドの述懐の部分を引用している．

「私たち誰でも，ときどき，こんな経験をすることがあるのではなかろうか？　つまり，今言ったり，したりしていることが，そのまま遠い昔に言ったり，したりしたことででもあるかのような気がしてくる…そして，今周囲に見る顔や物や事情は，そのまま，遠い昔に見たと同じものであるような気がしてきて…ただそれを突然思い出すとでもいうか，したがって，その次に来る言葉は，完全にすでにわかっているといったような感じ…そうした経験が誰にでもいくらかあるのではあるまいか？」(新潮文庫版，中野好夫訳『デイヴィッド・コパフィールド』より)

コパフィールドは友人ミコーバーと話しながら，彼がある言葉を発する直前に，ふとこのような不思議な感慨に打たれるのである．

さて，Qの実際の経験である．

「昨年，不運にも私はてんかんに悩まされるようになった．上に引用した感情は，子供の時からなじみのものなのだが，ちょうど過労で最初の発作が起きた前ぐらいから，この感情がそれまでよりも強く，しばしばやってくるようになった．しかも，2度にわたってこの感情に見舞われた次の日に発作が起きた．その後はこの経験を，すぐに休息して治療を受ける知らせと考えている」

これとまったく同じタイプの発作を症例Z(精神自動症の項で紹介した患者．やはり医師．Jacksonと親しかった)も経験している．

すなわち，Zは以下のように書いている．

「大学の階段の下で，友人が出てくるのを待っていた．ぼんやりして通りがかる人を見ていたのだが，突然自分の心の内側へ注意が引き込まれた．不意に，生き生きとした，予期しない『思い出』が浮かんできたように思われたが，それ以上のことはわからない．1, 2分後，友人が私を見出した時，私は壁に背をもたせかけ，青白い顔をして，しばらくぼんやり

していたらしい。この後 1, 2 分で，普通の状態に戻ったが，何があったのかを友人に説明できず，『思い出』の内容も思い出せなかった」(SWI：400, 1888)

Z はこの発作性感情について，以下のような自己分析をしている。

「この感情は，その時の私の心を占領してしまうのだが，それは以前に私の心を占領したことのある感情と同じものなのである。きわめて馴染み深い感情で，しばらく忘れていたが，今やっと思い出せた，という満足感を伴っている」

さらに，

「この感情は，通常の時でも時々は経験することがあるのだが，発作時のものは，それよりずっと急速にやってきて，ずっと強く，ずっと生き生きしていて，ずっと強い満足感を伴う」(SWI：401, 1888)

Jackson 自身は 2 回ほど，Z の発作を目撃している。その記録もついでに引用しておこう。もちろん，これらは身体症候であり，この時 Z に回想感情が生じていたかどうかはわからない。

1 回は学会中で，「突然話が止まり，立ったままの位置を続け，かすかに聞こえる舌なめずりをした」

もう 1 回は診察中で，向かい合わせに腰を掛けていだが，「突然話が止まり，頭が前へ傾いた（これは多分発作中）。すぐ元へ戻した（発作終了）。ついで片手を伸ばして何かを探すように床をまさぐった。ついで反対の手で同じ仕草をした。しばらくすると手に持ったピン（床から拾ったのだろうか）で，私の手を刺そうとするようなかすかな仕草をみせた。私の手に近づける前に動作を止め，笑っていたので，冗談のようにも見えた（発作後のアクション段階）。1 分後，この状況非適合な行動は終了した。その後の話し方は普通に戻ったが，やや注意が混乱しているような印象を受けた。その後，彼と彼の自宅（数ヤードしか離れていない）へ行った。その際，彼の家の 1 階の第 3 の部屋のことを少し話題にした（自宅の建て増しを考えていたので）。彼はこの部屋を朝食に使っている，と言った。

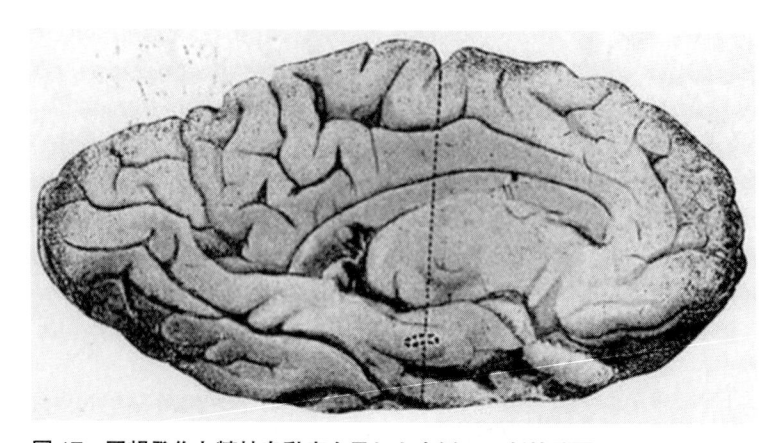

図17 回想発作と精神自動症を示した症例Zの剖検脳図
左鉤回皮質下の軟化巣の位置を示す．点線は前額断での割断線．
(Jackson JH, Colman WS: Case of epilepsy with tasting movements and "dreamy state" — very small patch of softening in the left uncinate gyrus. Brain 1898; 21: 580-590. Figure 1 より)

ところが，驚いたことに，翌日尋ねると，診察室に入った時（発作前）から自分の家へ戻った時までのことを一切覚えていないと言った（SWⅠ:459-460, 1898）。

Zは10年後に死亡し，剖検が行われた．その結果がColman医師との共著として報告されている．Jacksonが最初にZの治療にかかわり始めてから21年が経っていた．その報告によると，左鉤回につぶれて空になった軟化巣（小空洞）が，ちょうど鉤が後方へ反転する部位で，表面より5/8インチ下に認められた．軟化はかなり以前の血栓か塞栓によるものと考えられた（SWⅠ:462-463, 1898）。（註：正確に訳したのでまぎらわしいが，鉤と鉤回は同義語）

Jackson選集の論文には剖検図は採録されていないので，1898年のBrain誌原著に掲載されている図版を引用しておく（Jackson et al, 1898）（図17）。

蛇足だが，Zの死因は抱水クロラールの過量摂取だったという。自ら死を選んだ可能性が示唆されている（MacLean, 1990）。

4. てんかん性マニア（epileptic mania）

　Jacksonの正確な表現だと，「てんかん性マニア」でなく，「マニアを伴うてんかん性無意識状態（epileptic unconsciousness with mania）」（SWI : 135, 1876）

　Jacksonはてんかん性マニアを独立症候群としてはっきり定義しているわけではない。精神自動症とほとんど同義に使っているのだが，文脈から読み取るかぎり，発作後の精神自動症のうち，非常に強い興奮状態に陥ったものをてんかん性マニアと呼んでいるようである（SWI : 122, 1875, SWI : 123 note 1, 1875）。

　自動症で出現するアクションのうち，行動のまとまりがより少なく，より粗暴なものである。

　したがって発症の機序は精神自動症とまったく同じなのだが，当時，医学界では，てんかん性マニアはそれ自体が独自の発作であると考えられていたらしい。その点が興味深いので，あえて新しい項にした。

　すなわち，当時の精神科医たちはてんかん性マニアを身体症候である「けいれん」と対比し，それと同格の精神症候と考えていた。つまり突然出現する異常興奮状態は「観念のけいれん」だと考えていたらしい（SWI : 122, 1875）。

　このタイプのマニアは，提唱者Falretに従って，仮面てんかん（masked epilepsy）と呼ばれていたそうである。

　Jacksonはこの考えを強く批判した。

　彼は正直で，以前は自分もてんかん性マニアの仮面てんかん説を受け入れていたのだが，この考えは誤っていると思うようになった，と告白している。なぜなら，けいれん発作を引き起こすのと同程度の強い神経発射がてんかん性マニアにみられるような正常に近い行動（Jackson自身の表現

だと正常行為のカリカチュア)を引き起こすとは到底考えられないからである。つまり，てんかん発射が生み出すのは粗大な現象(心理面なら意識消失あるいは粗大なセンセーション，神経面ならけいれん)であって，微妙で複雑なアクションなど生み出せるわけがないと言う。

てんかん性マニアは，てんかん性神経発射で疲弊した最高位神経レイヤーに代わって，活動を始めた一段下位の神経レイヤーの過剰活動によるものでなければならない。つまり，てんかん発作に続く状態なのである(SWI：122，1875)。

確かにマニアだけが目立って，発作本体(けいれんとか粗大センセーションなど，てんかん性神経発射中に現れる症候)が確認できない場合があるのは認めるが，それは確認できないだけであって，必ず一過性の意識低下が前駆しているはずだ，というのがJacksonの主張である。

要するに，てんかん性マニアの行動異常はてんかん性では決してない。常にてんかん発作後に起こる異常である。発作後の神経過程は二重になっている。意識の消失あるいは欠陥と，自動性アクションの増大である(SWI：123，1875)。

5. 鉤発作(uncinate seizure)

以上の4症候は，心理・行動異常の特徴を切り出したものだが，Jacksonは，こうした複雑な心理状態を引き起こす発作の原因病巣が鉤近傍に集中していることに注目していた。その典型が既述の症例Zである。

現在では「鉤発作」と呼び習わされているが，Jackson自身は鉤発作と呼ばず，てんかん発作鉤群(the uncinate group of epileptic fits)と呼んでいる(SWI：458-463，1899；SWI：466-471，1899)。

Jacksonによれば，てんかん発作鉤群には以下のような共通点が認められる。すなわち，

(1) 発作開始時に，主観的には臭いや味などセンセーション，時に心窩部センセーションなどが経験される(てんかん発作段階)。

(2) 客観的に，噛む，味わう，唾を吐くなどの運動が観察される。これ

は発射病巣の疲弊による陽性症候(てんかん発作後段階)。
(3) また，発射病巣の疲弊に伴う2次的な心理現象として，しばしばこの領域の発作で夢幻状態がみられる(てんかん発作後段階)。
(4) 動物では，味や臭いは鉤で表現されることが報告されているので，人間でもこれらの味や臭いの発作は鉤あるいはその近傍に発すると考えられる。微妙な前兆やアクションの違いは発作病巣の微妙な違いによる。この領域は消化器系のセンセーションを代表する。

第5節　後世への影響

　後世ではなく同時代のことだが，Jacksonの提唱したてんかんの亜型「一側開始てんかん」を「Jacksonてんかん」と呼び始めたのは，フランスの神経医Charcotだそうである(Jean Martin Charcot 1825-1893)。1877年に，Charcotは「最近，英国の学者Jacksonがこの一側性の焦点けいれんについて徹底的に研究している。それで，私はこのタイプのてんかんをJacksonてんかんと呼ぶようになった」と書いているそうである(Critchley, 1998)。

　本章第1節に挙げたJacksonのてんかん定義は，現代神経学でも基本的には受け継がれている。変わった点と言えば，「発射」というあいまい表現が「大脳ニューロンの無秩序放電」になったくらいである(Adams et al, 1989)。
　彼のてんかん研究が臨床観察だけに基づいたもので，脳波測定の技術もなく，神経興奮の本態が活動電位によるものであることも全く知られていない時代のものであることを思うと，彼のすごさを改めて思い知らされる。

　Jacksonのてんかん研究の先駆性は多くの学者によって高く評価されてきた。たとえばTemkin(Owsei Temkin 1902-2002, 米国の医史学者)は，てんかんの歴史を扱った著書『The falling sickness』の最後の章全部を

「19世紀：Jacksonの時代」と題し，Jacksonの業績とその評価に費やしている(Temkin, 1971)。

　Temkinも言うように，Jacksonの功績は一側性てんかん(Jacksonてんかん)や夢幻状態など，個別の症候群を記載したことにあるのではなく(こうした症候の個別的な記載はJackson以前にもすでに蓄積されていた)，多様なてんかん発作の病態メカニズムを統一的に理解しようとしたところにある。

　PenfieldとJasper (Herbert Jasper 1906-1999)は，彼らの896ページに及ぶ大著『Epilepsy and the functional anatomy of the human brain』をJacksonとSherringtonに捧げている。そのうち，Jacksonに対しては「本書の結論の多くは，遠い昔英国神経学の祖Jacksonによって推論されていたものである」という言葉が捧げられている(Penfield et al, 1954)。

　彼らは，同書で，てんかん症候の系統的整理を試みているが，その中には，けいれんの行進，夢幻状態，自動症，鉤発作など，Jacksonが記載した症候概念が数多く採用されている。

　Penfieldは，Jacksonの最高位水準の神経発射が，いわゆる純粋てんかん(小発作と大発作)にみられる突発性意識消失を引き起こすという，最高位水準発作(highest level fit)の考え方を高く評価した。ただ，意識を生み出す最高位水準の神経配列は，Jacksonの推論の如く前頭葉前方ではなく，彼の提唱する中心脳システム(the centrencephlic system：上部脳幹・視床の網様体系と大脳皮質領域を結ぶ双方向性神経投射システム)にあるとした(Penfield, 同書, pp179-182；pp473-477)。

　この中心脳領域で神経系の最高度の統合が達成される。この統合こそが意識の存在に絶対的に必要であると主張している(Penfield, 同書, pp478-479)。

　参考のため，Penfieldの中心脳領域を示す図を引用しておこう(図18)。

　ただし，Penfieldらは，この領域の統合的活動が意識に必須であるのは

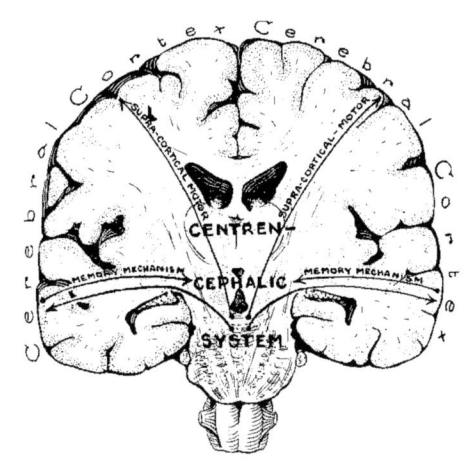

図18 中心脳システムを示す図
中心脳系は高位脳幹を中心とするニューロンの系である。このシステムは左右大脳半球のどちらとも同等な機能関係を持ち，皮質各領域を統合する。この系を構成する高位脳幹のニューロンは皮質と脳幹を双方向に連絡する。
(Penfield, Jasper : Epilepsy and the functional anatomy of the human brain 1954 : 475 Fig XII-2 より)

間違いないが，このことは意識の本態が何であるかを説明することにはならない，と指摘することを忘れてはいない。この慎重な見方には，Jackson思想(神経・心理共存論)が継承されているように筆者には読み取れる。

Jackson は，てんかん発作における意識の消失は神経過程の過剰活動による場合と疲弊による場合の2通りがあると推論したが，Penfield も，てんかん病巣の活動中に生じる正常機能の停止(ictal paralysis)とてんかん発射終了後に生じる機能停止(postictal paralysis)の2つのメカニズムを区別しており，Jackson の原理的な考え方が引き継がれている(Penfield, 同書, pp477-478)。

■文献

1) Adams RD, Victor M : Principles of neurology. Fourth edition, McGraw-Hill, 1989, p249.
2) Critchley M, Critchley EA : John Hughlings Jackson. Father of English neurology. Oxford University Press, 1998, p65.
3) Jackson JH, Colman WS : Case of epilepsy with tasting movements and "dreamy state" — very small patch of softening in the left uncinate gyrus. Brain 1898 ; 21 : 580-590.
4) MacLean P : The triune brain in evolution. Plenum Press, 1990, p463.
5) Penfield W, Jasper H : Epilepsy and the functional anatomy of the human brain. Little, Brown and Company, 1954.
6) Temkin O : The falling sickness. A history of epilepsy from the Greeks to the beginnings of modern neurology. 2nd edition, Revised. Johns Hopkins University Press, 1994. 原著 1971.〔和田豊治(訳);てんかんの歴史(1),中央洋書出版部, 1991;同(2), 1989〕
7) ディケンズ(中野好夫訳):デイヴィッド・コパフィールド(三). 新潮文庫, 2006, pp260-261.

第10章
失正気論
insanities

　本章はJacksonの言う"insanity"を取り上げる。

　彼のinsanityは，てんかん性マニア，非神経疾患によるせん妄状態，薬物中毒，さらにはアルコールによる酩酊などにみられる心理症候を包括する。さらには，てんかん後昏睡もinsanityの一種と考えている。すなわち，「insanityは最高位大脳中枢の正常な状態に共存する心理作用から逸脱した心理状態である」（SWⅡ：412, 1894）

　神経過程の正常な状態によるもの以外はすべてinsanityなのである。

　わが国ではinsanityの訳に「狂気」を当てるのが一般的だが（宮本，1993；秋元，2000），本書では敢えて「失正気」という筆者の勝手な新造語を当てた。狂気という語で，せん妄から昏睡までをカバーするのはちょっと苦しいからである。精神障害と訳してもよいのかも知れないが，いまいち気に入らない。ここは原語のニュアンス，つまり正気の状態から何かが欠け落ちている状態，という意味を尊重したい。

　Jacksonの失正気論はてんかん症候の研究から導かれたものであり，その主要な論点は前章のてんかん症候論で紹介した。たとえば，てんかん性マニア論などは失正気論そのものである。ただ，この説が後世に及ぼした影響が大きいので，章を改めて整理することにする。そのため，前章と一部重複するところもあるが，お許しをいただきたい。

第 1 節　Jackson の考える失正気

　Jackson は神経医であって精神医ではない。神経医の立場から，長年にわたっててんかん発作にみられるさまざまな精神異常を観察した。

　彼の精神病一般に対する考え方は，「てんかん性マニアは急性の一時的失正気である」というテーゼにはっきりと示されている（SWI：196, 1874-76）。

　すなわち，失正気というひとつの大きな症候カテゴリーがあり，てんかん性マニアはこのカテゴリーに入る。てんかん性マニアと失正気の発症機序は神経学的に考えればまったく同じだ，という主張である（SWI：123 note 1, 1875）。

　Jackson によれば，失正気は最高位神経中枢の解体の表れなのである。正確に引用しよう。

　「失正気は最高位神経過程に始まる解体である。最高位過程は意識の解剖学的基盤である。失正気では，この最高位神経過程の部分的あるいは全面的な使用喪失（loss of use）が起こる。この時現れる症候は意識の喪失あるいは欠陥である。比喩的にいうと，失正気は制御過程の疾患である。ここまでは陰性的な説明である。このことを陽性的に説明すると，心はより自動的な状態で活動するようになる。あるいは生理学的にいうと『適応機能が低下する』。解体と自動性アクションは逆の関係になる。解体深度が浅いほど，可能な（許される）自動性アクションはより高度で，より専門性が高い（より精緻）ものとなる。解体深度が深いほど，自動性アクションはより一般的（より粗大）になる。とりとめのない言葉や，グロテスクな行為や，幻視や，幻聴は上からの制御を失っているために過剰に活動しているという点を除けば，健常な神経過程の活動である」（SWI：197, 1874-76; SWII：298-299, 1875）

健常な心理活動は最高位神経過程の正常な進化活動に対応する。対して，失正気は最高位中枢の解体に対応する。解体によって，最高位神経過程のうち，最上位のレイヤーが破壊され，より下位のレイヤーに対する制御(神経過程)が効かなくなった状態である。

　このため，心(＝意識と閾下意識)はより自動的な段階へ下降し，その下降した段階で，可能な限り活動する。生体全体(organism as a whole)の環境への適応能力が低下し，その低下した能力なりに精一杯適応するのである。

第2節　最高位神経中枢内の階層構造

　Jacksonは最高位中枢の神経配列を4層(4レイヤー)構造ととらえている(第2章第4節第2項参照，33頁)。

　これに対応して，意識(心理過程)にも4層(4レイヤー)が存在する。

　Jacksonはこれらのレイヤーを便宜上，第1層，第2層，第3層，第4層，あるいはA層，B層，C層，D層などと呼んでいる。どの層が具体的に大脳のどの部分と対応するという話ではなく，あくまで理論的・仮説的なレイヤーである。

　ただし全くの空想話ではなく，臨床症候の綿密な分析から割り出したものである。筆者は，第1層は左半球の最高位感覚―運動神経配列，第2層は右半球の最高位感覚―運動神経配列，第3層は再び左半球の最高位感覚―運動神経配列，第4層は右半球の最高位感覚―運動神経配列という階層構造を頭に描いていたのではないかと推測している。

　ここは無視していただいて，Jacksonに戻ろう。

　最高位中枢内に仮定された4レイヤーの活動とそれに共存する心理作用を簡単にまとめると，以下のようになる(SWⅡ：53-63, 1884；SWⅠ：380-381, 1888-89；SWⅡ：413-417, 1894)。

最高位神経階層	対応する心理過程
第1層(レイヤーA)	鮮明意識
第2層(レイヤーB)	不鮮明意識 (観念活動)
第3層(レイヤーC)	下意識 (アクション)
第4層(レイヤーD)	生命活動

図19 最高位中枢神経配列の階層と対応する心理過程

　最高位中枢第1層(あるいはレイヤーA)の神経配列の活動に共存して鮮明な意識(vivid consciousness)が活動する。
　最高位中枢の第2層(レイヤーB)の活動に共存してぼんやりした意識(faint consciousness)が活動する。この結果，無秩序な観念活動が生じる。
　最高位中枢の第3層(レイヤーC)の神経配列の活動に共存してアクション(action)が活動する。
　最高位中枢の第4層(レイヤーD)の神経配列の活動には多分共存する意識はない。

　この4層の神経配列とそれに対応する心理過程を図19に示す。
　ついでに，Jacksonが実際に論文に付けている図も引用する(SWⅡ: 413-417, 1894)(図20)。
　この図では，最高位中枢が楕円で示されている。最高位中枢は全人格を表現(represent)するという彼の思想がこめられているのかも知れない。
　最高位神経中枢の疾患によって意識が解体する時，解体したレイヤーに対応する意識過程は失われる。同時に，失われたレイヤーの制御を脱した非解体レイヤー，すなわち残存する進化構造が，その活動を活発化させる。すなわち，より低位の，より自動的な心理過程が表出されるように

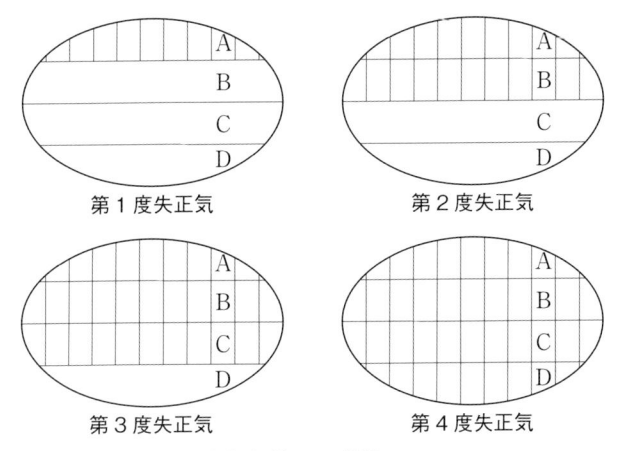

図 20　最高位神経中枢解体の 4 段階
Jacksonが失正気の4段階を説明するのに使った図。A, B, C, Dは最高位中枢内のレイヤー，縦線は破壊されたレイヤーを示す。
(SWⅡ: 413-417, 1894 より）

なる。
　破壊レイヤーの機能喪失と，残存レイヤーを最高位レイヤーとする進化構造の機能亢進が同時に生じるのである。

　解体深度，すなわち最上位から数えていくつのレイヤーが破壊されたかによって，失正気は4段階に区別される。

1. 第1度失正気（first degree of insanity）(図21)
　あるいは，第1深度の解体である。
　レイヤーAの機能消失とレイヤーB以下の神経配列の機能亢進が起こる。つまり鮮明な意識は失われるが，あいまいな意識は活動を続ける。Jacksonはこの状態を「思考混乱（confusion of thoughts）」，あるいは「意識欠陥（defect of consciousness）」と呼んでいる。
　同時に，残された進化構造（レイヤーB，C，Dの総体）は上位からの抑

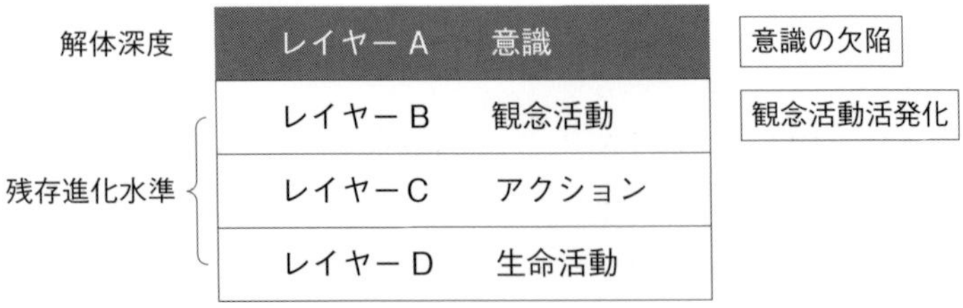

```
解体深度      ┌─────────────────────┐
             │ レイヤー A    意識      │   意識の欠陥
             ├─────────────────────┤
          ┌─│ レイヤー B    観念活動   │   観念活動活発化
残存進化水準 ┤  │ レイヤー C    アクション │
          └─│ レイヤー D    生命活動   │
             └─────────────────────┘
```

図 21　第 1 度失正気の力動構造
意識欠陥が生じ，観念活動が活発化する。

制が外れた分，以前より過剰に活動する (SWⅡ: 413-416, 1894)。

　レイヤー B を最高進化水準とする残存進化構造の活動は，ある種の観念活動を活発化させる (SWⅡ: 57, 1884)。つまり，普段意識化されない観念が意識に浮上する。

　この状態を（正常な）心理活動が活発化し，（正常な）観念がどんどん生起する状態だと考える人がいるが，決してそうではないと Jackson は言う。思考過程のうち類似性を追う働き（主体意識）が亢進し，思考過程のもう 1 つの重要な働きである異同を判断する働き（客体意識）が低下した状態なのである。人はこのような状態を「頭がよくなる」などと言うが…と皮肉っている (SWⅡ: 429-430, 1898)。

　この水準の解体はてんかん小発作後のもうろう状態，体調不良時，船酔い時，軽い発熱時，疲労時，あるいは少量のアルコール摂取時など，さまざまな状態で認められる。

　通常の睡眠で，夢を見ている状態に類似する (SWⅡ: 57, 1884)。

　ただ，てんかん性マニアや夢などと違い，精神科的な失正気の場合には，レイヤー A の機能消失は恒久的である (SWⅡ: 413-416, 1894)。

　Jackson の挙げる具体例によって，第 1 度失正気における解体と残存進化のダイナミズムを考えてみよう。

　たとえば，自分を看護してくれるナースを自分の妻と思い込む場合（第

7章第4節第3項，部分失知覚の項参照，132頁），いったい何が起こっているのだろう。

この心理過程には，陰性条件「ナースがナースであることがわからない」と，陽性条件「自分を看護してくれている人を妻だと考える」の2つが重なっている。「ナースがナースとわからない」状態（Jacksonはnot-knowingと表現している）は「疾患」（ここでいう疾患とは神経配列が破壊されること）の結果であり，「ナースを妻と思い込む」状態（Jacksonはwrong-knowingと表現している）は残存進化構造（レイヤーB，C，Dが作る階層構造）の活動の結果である（SWⅡ：415, 1894）。

あるいは，進行麻痺の患者が自分はヨーロッパ皇帝だと信じ込む場合はどうだろう。

「自分が皇帝」と信じるのは健常な残存進化構造の働きで，陽性条件であり，「『自分は市の吏員でX.Y.というものだ』ということがわからない」のは解体の結果で陰性条件である（SWⅡ：415, 1894）。

前章（第9章）で取り上げた自動的な観念活動，すなわち「夢幻状態」もこの段階の解体の例である（165頁参照 SWⅠ：57, 1884）。

失正気は，また，パーソンそのものの変容を意味する。パーソン「A+B+C+D」が発病前のトータルな人格だとすると，レイヤーAを失ったパーソン「-A+B+C+D」は，もはや以前のパーソンではなく，別のパーソンである。パーソン「B+C+D」は「新しい人」なのである（SWⅡ：416, 1894）。

この簡潔な解説に，失正気を名前通りの単純な正気の欠損とは見ず，むしろ残された全神経構造の活動，すなわちその段階での全人格の反応の現われとみなすJackson思想がはっきりと表明されている（第4章第3節参照，62頁）。

2．第2度失正気（second degree of insanity）（図22）

第2深度の解体でみられる意識状態である。

```
解体深度 ┤ レイヤーA   意識      │ 意識消失
        │ レイヤーB   観念活動  │
残存進化水準 ┤ レイヤーC   アクション │ アクション活発化
          │ レイヤーD   生命活動  │
```

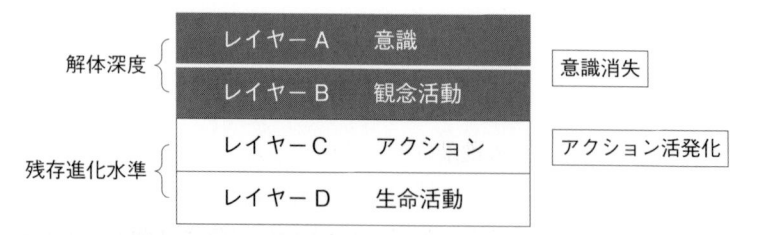

図22　第2度失正気の力動構造
意識が消失し，アクション活動が活発化する。

　レイヤーAおよびBの解体と，レイヤーC以下の神経配列の機能亢進が起こる。意識障害の程度は第1度失正気より強く，残された意識はわずかである。この状態で，残された進化段階（レイヤーC，D）の過剰活動が起こる。すなわち，アクションが活発になる。Jacksonは「アクションを伴う意識消失（loss of consciousness with action）」と呼んでいる（SWⅡ：416, 1894）。

　てんかん発作後にみられるマニアはこの段階の解体の例である。
　たとえば，次のようなてんかん発作後の行動異常の場合。
　てんかん発作をもつある患者は，無意識（unconscious）状態で，キッチンで，猫の餌入れにしていた壺を使って，からし用のスプーンでココアをかき回しているところを発見された。ココア混ぜは結構複雑なアクションであり，彼のアクションは正常な行動のもじりと考えられる。というのも，ちょうど彼の家へ義妹が訪ねてきており，夕食にココアを出してやることになっていたからである（SWⅠ：184, 1874-76）。
　あるいは別の患者は，彼は漁師なのだが，食事中に発作を起こし，発作後の無意識状態の中で，リールから糸を引き出し，結ぼれをほどき，ポケットから釣り針を取り出して糸につけ，その針に餌をつけようとした。実際にはリールも針も餌もなく，すべてパントマイムであった（SWⅡ：58, 1884）。

Jackson の考えでは，こうした患者は「無意識」状態にあるが，「完全な無意識」状態ではなく，「下意識」状態で行動しているのである。

睡眠を例にとると，この段階は夢中遊行に類似する(SWⅡ:57, 1884)。

心理過程の陰性状態(意識の欠陥)は第1度失正気より強く，心理過程の陽性状態(残存進化構造)は第1度失正気より弱い。この状態は「-A-B+C+D」と表せる。病前，正常時のパーソンは「A+B+C+D」だから，この時のパーソンは「C+D」になってしまっており，「新しい人」である(SWⅡ:416, 1894)。

このように，第1度および第2度の失正気では，幻覚，妄想，奇矯な行動，異常な情動などさまざまな症候がみられるが，これらはすべて「残存進化」(陽性心理状態)が進行していることの表れである。その背景には，同時に必ず陰性心理状態(知覚の欠陥，判断の低下，状況への適応低下，情動洗練度の低下など)が存在する(SWⅡ:415-416, 1894)。

3. 第3度失正気(third degree of insanity)(図23)

第3深度の解体でみられる意識状態。

レイヤーA，B，およびCの解体が起こるが，レイヤーDの神経配列は保存される。すなわち，意識もアクションも失われるが，わずかな進化構造は残されるので，呼吸や循環などのいわゆる生命維持機能は維持される(SWⅡ:57, 1884)。

「意識消失(loss of consciousness)」の段階である(SWⅠ:184-185, 1874-76)。

第2度失正気の「意識消失」は「アクションを伴う意識消失」とまとめられているから，その筆法を借りるなら，この段階の「意識消失」は「アクションすら伴わない意識消失」である。

具体的には，てんかん発作後にみられる昏睡がこの段階に相当する。慢

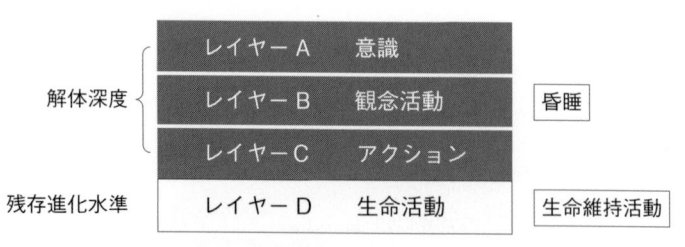

	レイヤーA	意識	
解体深度	レイヤーB	観念活動	昏睡
	レイヤーC	アクション	
残存進化水準	レイヤーD	生命活動	生命維持活動

図23　第3度失正気の力動構造
昏睡状態に陥る。呼吸・循環など生命機能は活動し続ける。

性状態で，この昏睡に相当するのは失精神(dementia)である(SWⅡ:62, 1884)(第1章第4節第5項参照，10頁)

睡眠だと，夢を見ない深い眠りの段階に類似する(SWⅡ:57, 1884)。

陰性心理状態はそれまでの失正気よりさらに強く，陽性状態(残存進化構造)は非常に弱い。この状態は「-A-B-C+D」と表せる。正常時のパーソンは「A+B+C+D」だから，この時のパーソンは「D」段階だけになってしまっている。パーソン「D」は「新しい人」なのである(SWⅡ:417, 1894)。

4. 第4度失正気(fourth degree of insanity)(図24)

第4深度の解体でみられる意識状態。

レイヤーA，B，C，およびDのすべての機能が失われる。もちろん最高位中枢に限っての話だが，解体は完全で，残存進化構造はない。したがって，心(mind)あるいは意識(consciousness)(陽性心理症状)は存在しない。

第4度失正気ではパーソンと呼ぶべき存在はもういない。生き物(living creature)だけが存在する(SWⅡ:417, 1894)。

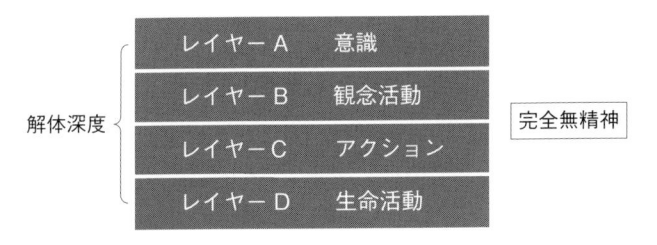

```
解体深度 ┤ レイヤーA   意識
         │ レイヤーB   観念活動      完全無精神
         │ レイヤーC   アクション
         │ レイヤーD   生命活動
```

図24　第4度失正気の力動構造
精神活動は完全に失われる。

　第3度失正気と第4度失正気における意識状態についてのJacksonの説明はややあいまいである。

　もともと，1894年論文において失正気を上記の4段階に整理するまでJacksonは，意識の解体を3段階で説明していた(SWⅡ: 57-60, 1884)。すなわち，第1段階では意識の欠陥と観念活動，第2段階では意識の消失とアクション活動，第3段階では意識は消失するが呼吸・循環運動は維持される，としていた。

　ここへ新たに第4段階を付け加えたのである。第4段階では，そもそも意識活動の痕跡すら存在しなくなるとしているから，もし第3段階がすでに失精神状態なら，第4段階はさらに高度な解体である。精神的には死であり，肉体的にもほとんど死である(SWⅡ: 76, 1887)。

第3節　失正気の4要因

　Jacksonは，失正気の症候形成の原因を解体深度だけに求めているわけではない。解体深度がもっとも重要な要因であることは間違いがないが，ほかにもいくつかの要因が症候形成に影響を及ぼすとし，全部で4要因にまとめている(SWⅡ: 62-63, 1884 ; SWⅡ: 411-421, 1894)。

　すなわち，以下の4点である。

(1) 解体深度の違い
(2) 解体されるパーソンの違い
(3) 解体速度の違い
(4) 解体患者に対する外部環境と内部身体状態の影響の違い

　初期には，4要因を(1)解体深度，(2)解体速度，(3)解体が生じる大脳の違い(大脳自体の個人差)，(4)解体患者に対する外部環境と内部身体状態の影響としており(SWI：197, 1874-76)，「解体されるパーソンの違い」が「解体が生じる大脳の違い」となっている。後年になって，大脳でなく，全人格という見方を重視するようになっていることがわかる。

　以下，4要因について説明する。

1. 解体深度
　前節で詳述したので省略。

2. 解体されるパーソン
　解体深度が浅い場合，患者が子どもか，大人か，老人か，あるいは聡明か聡明でないか，教育暦が高いか低いかなどの要因が症候発現に影響を与える。
　あるいは患者が遺伝的に受け継いだ，最高位中枢の神経機能単位の数の多少が症候発現に影響を与える可能性がある。

3. 解体速度，あるいは残存進化構造の解放速度
　解体過程が速いほど残存進化構造の活動範囲は大きくなる。
　たとえば，老人の失精神(dementia)では，解体はゆっくり進む。対して，てんかん後マニアでは，解体はきわめて急速に進む。前者では残存進化構造に対する上位からの抑制はゆるやかに外されていくが，後者では急激に外される。急速に外されるほど，残存進化構造の活動は活発となる。

ゆっくり外されるほど，残存進化構造の活動は正常に近いものとなる。
　Jacksonはこのことを次のように嚙み砕いて説明している。
　すなわち，レイヤーAが急速に機能消失を起こすと，残存進化構造の活動はB'''+C''+D'となるが，レイヤーAがゆっくり機能を低下させてゆく場合，残存進化構造の活動はB+C+Dになる。

4. 局所身体状態と外部環境の影響
　局所身体状態の影響とは，たとえば，眼球内に微小な異物が生じたとする。この場合，健常な人なら眼前に染みのようなものや膜のようなものを見るだろう。しかし第1度失正気にある振戦せん妄患者なら，ネズミやラットを見るであろう。あるいは，指がけいれんした時に夢をみていたとすれば，猫が指を嚙んだという情景になるかもしれない。
　外部環境の影響とは，たとえば王たちの物語を読んだ後で失正気に陥ったとしたら，自分は王であると信じ込むかもしれない。てんかん発作の直前にやっていたことが，発作後の一時的失正気のアクションに影響を与えるのである。

　実際には，これらの4要因は複雑に入り混じって，症候形成に影響する。
　症例ごとに，大脳最高位神経配列の解体の程度は異なるし，そもそも解体されるパーソンが異なる。症例ごとに，解体の速度も異なるし，その時の身体状態や外的状況も異なる。
　失正気は4要因全部の関数なのである。
　失正気で病態の変異にもっとも影響を与えるのは，解体の深度である。解体が浅いほど病態は多様となる。残存進化構造体がより高い状態で活動できるから，可能な心理過程は「手の込んだ(elaborate)」ものになる。同じように，アクションも，それが「手の込んだ」ものであっても，強く習慣化されているものであれば，神経配列の組織化が強いわけだから，自動的に出現しやすくなる。
　たとえば，第9章で紹介した症例Zの発作中の診療活動などは，発作

時に残されていた残存進化構造が相当程度に高い水準で機能したことの表れである。

第4節　後世への影響

　精神疾患を意識の解体ととらえる Jackson の考え方は，後にフランス精神医学に大きな影響を与え，ネオジャクソニズムと呼ばれるようになる。
　その立役者は Henri Ey(1900-1977) であった。
　Ey 理論のわが国への紹介に大きく貢献した大橋らによると，Ey は Jackson の心理・神経共存原理に基づいた精神解体論の中に精神と身体の統合原理を見出し，この「器質・力動論」に立って精神諸疾患を一元的に読み解こうとした(大橋ら，1979)。
　たとえば，精神活動の解体には上位水準から下位水準へと，次のような階層の下降が認められるという(大橋ら，同書，pp144-156)。

1.　神経症性構造(structures névrotiques)
2.　パラノイア性構造(structures paranoïaques)
3.　夢幻様構造(structures oniroides)
4.　異常感覚性構造(structures dysesthésiques)
5.　躁―鬱病性構造(structures maniaques-mélancoliques)
6.　錯乱―昏迷性構造(structures confuso-stuporeuses)
7.　精神分裂病性構造(structures schizophréniques)
8.　痴呆性構造(structures démentielles)

　躁鬱病(双極性障害)とか精神分裂病(統合失調症)が相互に独立の疾患として扱われず，解体水準の違いとみなされているのが最大の特徴である。

　はじめ Ey は精神疾患のすべてを意識の解体として理解しようとしたようだが，後年に至り，意識の解体原理で理解できるのは急性精神病であ

り，慢性精神病や神経症は「人格の解体」という別のメカニズムでとらえなければならないと考えるようになった，と三浦岱栄は解説している（三浦，1965）。

三浦論文の紹介ついでに，彼からの引用をもう1つ付け加えると，Ey以前に，フランスではすでにRibot（Théodule Armand Ribot 1839-1916，フランスの心理学者）がJacksonを認め，心理的障害の説明に進化と解体の原理を採用しているそうである。

Eyは1963年段階になって，意識の解体段階を次のように修正した。

1. 睡眠と夢
2. 錯乱―夢幻状態（les états confuso-oniriques）
3. 朦朧―夢幻状態（les états crépusculaires et oniroides）
4. 幻覚―妄想体験（les expériences délirantes de dédoublement hallucinatoire）
5. 離人体験（les expériences de dépersonnalisation）
6. 躁鬱状態（les états maniaco-dépressifs）

この6階層のうち，最上層の睡眠と夢は意識の解体を理解する上での，正常人におけるモデルのようなものだから，それ以外の階層とは同列に扱えない。すると，精神病は5段階の解体過程として表れるということになる。

そしてEyは，このような精神力動構造では，解体水準に対応する残存進化構造の活動（Eyの表現だと「高次機能の解体に対する精神反応の全体」）が症候形成の最大要因である，と主張しているという（大橋，1969）。なお，Eyのネオジャクソニズムについては本コレクション中の『精神医学再考』にも簡単な紹介がある（大東，2011）。

■文献

1) 秋元波留夫(訳編)：ジャクソン　神経系の進化と解体．創造出版，2000，p109.
2) 大橋博司・三好暁光・濱中淑彦・大東祥孝(訳)：ジャクソンと精神医学．みすず書房，1979．〔原著：Ey H：Des idées de Jackson à un modèle organo-dynamique en psychiatrie. Edouard Privat, 1975〕
3) 大橋博司(訳)：意識1．みすず書房，1969．pp93-124．〔原著：Ey H：La conscience, Presses Universitaires de France, 1963〕
4) 大東祥孝：精神医学再考．医学書院，2011，pp59-65.
5) 三浦岱栄：ジャクソンとネオジャクソニズム．井村恒郎，懸田克躬，島崎敏樹，村上仁(編集)：異常心理学講座　第十巻，病理学4，みすず書房，1965，pp295-363.
6) 宮本忠雄：狂気の項．新版精神医学事典．弘文堂，1993.

おわりに

　本書を終えるに際し、生涯を臨床研究に捧げたJacksonの、臨床に対する基本的な態度・考え方をまとめておきたい。
　彼の黄金律は、「患者の実際の状態を書きとめよ。健忘などという言葉でまとめてしまうな」というものだった(図25)。現象の観察に徹し、仮説に基づいて現象を読むことは決してしなかった。まず事実があり、その上に仮説を立てた(Head, 1963)。
　彼はある典型例を選んでその症候を徹底的に調べるなどということは決してせず、どの患者の症候をも同じように細かく観察した。もし、症候がある一定の法則に従って出現するのであれば、どんな症候であっても、同じ価値をもっているはずである。研究者によって恣意的に選ばれた症候だけが神経系の作動原理を体現するなどということは有り得ない。
　「まず注意深く分析しなければならない。その後でなら、われわれは正しい一般化に到達できるだろう」(SWⅠ: 392, 1888)
　あるいは次のようにも言っている。
　「これは私の確信だが、心の疾患について専門的に研究するには、まず、その前に、神経系のさまざまな部位の損傷で生じる運動とセンセーションについてのさまざまな現象について十分な実地経験を積まなければならない。自分で経験した特殊な現象をもっと一般的な法則の下に置くことができなければ、本当に何かを知ったことにならないし、価値のある研究をしているとも言えない」(SWⅠ: 89, 1873)

　臨床家の彼が目指したのは、神経疾患が呈する多様な症候の背景にあるはずの科学的法則を発見することであった。この目的のため、Jacksonは疾病や症候の「区分け」と「分類」を峻別した。区分け(division and arrangements)とは、とりあえずの便宜のための仕切りであり、分類(dis-

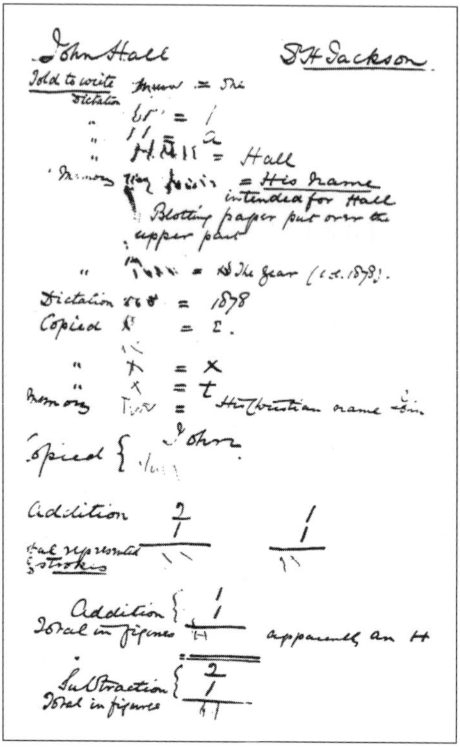

図 25 Jackson の診療録の例
the National Hospital for the Paralyzed and Epileptic, Queens Square に残されているもの。1878 年 10 月から 1979 年 2 月まで入院し，Jackson の治療を受けた 41 歳男性右利き患者についてのもの。脳卒中による右片麻痺と失語症。上段左に患者名。右に Jackson の署名が見える。
(Hunter RA et al：J Neurol Neurosurg Psychiatry 1961；24：187-194, Figure 3 より)

tinctions and classifications)とは，科学的原理に基づく整理である。目指すのは分類なのだが，実践的な立場からはとりあえずの区分けから始めるのは決して悪いことではないとした。区分けをしておいて，原理がわかれば，分類に進めばよい，と言う(SWⅡ：158, 1878-79)。

たとえば，言語障害の3段階区分け（第6章第2節参照，91頁）はあくまで人為的なものであり，決して科学的なものではない（SWⅡ：171, 1879-80)。しかし，彼にとっては，今の段階では止むを得ない，必要な整理なのだ，と言う。

また，常に事実と推測を厳密に区別しようとし，これは推測だ，これは仮説だとうるさいほど繰り返している。たとえば，第5章で取り上げた意識の二重性についても，「これは，あくまで推論である。ただ推論が許されるのは，神経系の疾患が絶え間なく作り出している症候を少しでも秩序立てて調べるための道しるべになってくれるからである」と，推論の効用を述べている（SWⅡ：227, 1868-69)。

このようにJacksonの学問的態度はきわめて謙虚である。

論文も実に率直で，しばしば「私は間違っていた」と書いている。たとえば，彼は一時期，神経機能の喪失は神経線維の破壊のせいで，神経機能の過剰は神経細胞の破壊のせいだと考えていたらしいが，このことにわざわざ言及した上で，この考えは間違っていたと述べている（SWⅠ：211, 1874-1876)。

あるいは，以前，夢幻状態を軽視，あるいは無視していたことがあったが，これは間違いであったと言い，ある患者の発作後状態についての論文に，「この発作の最初に，突然，一種の夢幻状態が生じた」と書くべきであったのに，そう書かなかったことについて，「その当時，私はこの症候があまりに漠然としたもので，それ以上追究する価値はなく，記録しておく価値もないと思ってしまったのである」と，振り返っている（SWⅠ：390-391, 1888)。

彼はまた先学の研究を決して無視しなかった。丁寧すぎるほと丁寧に先学の研究に言及した。ことにSpencerに対するものは徹底的で，自分の考えはすべてSpencerに負うものだと繰り返し述べている。

同時に彼は自分の思想に強烈な自信を持っていた。

「医学でひとつの真理が知られるようになるには25年はかかる」と常々

口にしていたそうである(Head, 1915)。

　研究における Jackson の誠実さは，文章にそのまま表れている。彼の論文は明晰さを欠いているとしばしば非難されたらしい。Mercier(Charles Mercier 1851-1919，ロンドン病院の同僚)はこうした非難に対して，「彼の考え方と彼の主題を理解しているものにとっては，決してそんなことはない。ただ思想明晰な人なのに，文章表現が下手なのだ。彼自身もそのことは気にしていて，時には同じ論文を 13 回も書き直し，なお満足しなかった」と弁護している。Jackson は Mercier に「自分の主題について書くのは 6 頭の馬を並べて走らせるようなものだ。どの馬にも注意を怠ることができない」と述べている(Critchley & Critchley, 1998)。
　心理現象と神経現象，進化と解体，それに陰性条件と陽性条件のすべてに目配りをして，その整然とはしているが複雑な相互関係を，こうした新しい考え方にまったくなじみのない人たちに理解してもらおうとするのは，確かに大変な苦労があったであろう。

　ところで，生身の Jackson はどんな人だったのだろうか？　かいつまんで紹介しておきたい。
　この部分は特に文献を示さない限り，すべて Critchley & Critchley の Jackson 伝(1998)からの引用である。
　「Jackson は優しくて，しかも謙虚であった」
　「他人の感情を傷つけるようなことを決して言わなかった」
　「基本的に人から好かれるたちであった」
　「素朴で，善意にあふれ，周囲の誰からも愛され，尊敬された」
　「内気で目立つのをいやがった」
　「社交的なことは苦手で，ちやほやされると，どぎまぎした」
　「同僚や部下からのちょっとした手助けに対して，必ず感謝の意を表した」
　「落ち着いた，真面目な人だったが，鋭いユーモアのセンスを持っていて，親しい人にはよく冗談を言っていた」

実際，Jacksonには「冗談の心理学」と題する講演がある。この講演で，Jacksonは，ユーモアの本質について次のように述べている。

すなわち，「ユーモアのセンスのない人は，表面的な違いをそのまま本当の違いと取ってしまう。表面的な違いの裏に隠れている類似性に気づかず，大きな違いから大きな類似への移行を見逃してしまうのだ。ユーモアのセンスというのは，いわば知能の余剰である。心の『遊び』なのである。ユーモアとは，大きく異なっていると思われているものの中に，深い，架空の類似性を求めることだ」(SWⅡ：359-364, 1887)

「決して嘘をつかなかった。彼の口癖は『嘘から決して善は生まれない』であった」

「忘れっぽくて，患者の名前を思い出せないことがよくあった」

ちょっと信じられないが，「彼は誰かがついていてやらないと，自分の病棟へたどりつけなかった」という証言がある。

「何かに気をとられていることが多く，すぐ約束を忘れた。ロンドン病院の補佐医師(権威ある重要な地位)に採用される時，採用委員会に出頭する日時を忘れてしまっていた。そのことに気づいた先輩で友人の外科医Hutchinsonが馬車を駆って，Jacksonの働いている病院までわざわざ連れ出しに行ったことがある」

「運動は嫌いで，散歩に行くより，炉辺で小説を読むのを好んだ。小説に特定の好みはなく，何でも読んだ」

「彼は本を実に粗末に扱った。必要なところだけを破り取って読む癖があった。情報がほしいが，本はほしくないと言うのが口癖だった。自分の本だけでなく，同僚から借りた本まで，破り取った」

「せっかちで，待たされるのを嫌った。劇場でも，3時間は座っておれず，1回に1幕だけ見る，という風だった」

「音楽にも美術にも関心はなかった。国歌(God Save The Queen)と愛国歌(Rule Britannia)の違いがわからないと言っていた」

字は下手だったらしい。

「Jacksonの手書き原稿を読まされる人はみんな判読に苦労した。時にはまるで読めない部分があった」

身体的には100%健康，というわけではなかった。

もともと左耳が聞こえなかったらしい。晩年になると，前庭性めまいにも悩まされた。さらには，片頭痛もあったらしい。Headの述懐によると，彼が廊下の隅に佇んでいるJacksonを見かけ，喜んで近づこうとすると，「ちょっと待って!」と制止された。「今，自分の片頭痛を観察中なんだ」と言われたそうである（Haymaker, 1970）。

もっとも，この挿話はCritchley & Critchleyでは，James Taylor（彼の教え子でJackson選集の編者の一人）の述懐ということになっている。どうでもよいことだが。

Jacksonは30歳で結婚した。相手は2歳年下のElizabeth Dade Jacksonである。彼女は彼の父方の従妹で，幼な馴染みだった。結婚の約束をしてから11年が経っていた。

非常に幸せな結婚生活で，親しい友人には常々「この世に家庭的な幸せに勝る幸せはない」と語っていたという。

しかし，その幸せはわずか11年しか続かなかった。Elizabethが産褥期にかかった化膿性血栓性脳静脈炎で死亡したのである。死に至る短い経過の中で，彼女には一側開始けいれん発作が頻発した。皮肉にも，彼は自分が記載した発作が最愛の妻を襲うのを観察しなければならないはめに陥ったのである。

Jacksonは妻の死後，その悲しみを決して克服できず，世間から次第に遠ざかるようになった。そのことをCritchley & Critchleyは，「Jacksonは半隠棲的存在(semi-cloistered reclusive existence)に落ち込んだ」と表現している。孤独感を暖める風であったのだろうか。

「多くの証言を合わせると，われわれの目の前に立ち現れるのは，徳と

智慧を備えた一人の臨床哲学者である」というのが，Critchley のまとめる Jackson 像である。(Critchley, 1989)

　最後に Jackson の略歴をまとめておこう(Fragments, 1-26, 1925; Critchley and Critchley, 1998; York and Steinberg, 2007)。

1835 年 4 月，イングランド北ヨークシャー州ヨーク市の北西にある Providence Green に生まれる。
村の私塾で教育を受ける。
Longfield 学校(場所など不明)に入る。
1850 年，ヨークの開業医 William Charles Anderson の見習いとなる(15 歳)。
1852 年，ヨーク医学校入学(後，廃校)。
1855-56 年，ロンドンの St.Bartholomew 病院で医学実習。
1856 年 4 月，薬剤師開業有資格者試験　Licentiate of the Worshipful Society of Apothecaries に合格(註 1)
同年，王立外科医協会の会員資格と王立内科医協会の開業資格試験に合格(21 歳)。
ヨークへ戻り，ヨーク診療所の住み込み医師となる。
1859 年，ロンドンに戻り，ロンドン病院の病理学講師となる。
1859 年，ロンドン自由病院(イーストエンドの小規模一般病院)の常勤医となる。
1860 年，スコットランドの St. Andrew's University に論文を提出し，医学博士号を取得(論文タイトル不明)。
このころ，神経学を目指すことに決めたらしい。その理由は，顔面神経麻痺を患ったからだとされる。
1860 年，王立内科医協会会員試験に合格。
1861 年，初めて医学論文(脳膿瘍についてのもの)を書く(26 歳)。
1862 年，王立ロンドン眼科病院の臨床補佐医師に採用される。ここで，

眼底鏡(註2)を学び，神経眼科学に開眼。

1862年5月，麻痺患者とてんかん患者のための国立病院 the National Hospital for the Paralysed and Epileptic(通称クイーンスクエア。註3)の補佐医師(assistant physician)に採用されるが，多忙すぎ，同年7月に辞職。病院側は給料は停止するが，補佐医師としての仕事は続けてよいとした。

1863年，ロンドン病院(註4)補佐医師に選ばれる。

1866年，ロンドン王立内科医協会フェローとなる。

1867年，国立病院(クイーンスクエア)完全医師(full physician)となる(32歳)。

1874年，ロンドン病院完全医師となる(39歳)。

1878年，王立協会フェローとなる。

1878-79年，神経学専門誌 BRAIN（季刊）発刊。編集委員となる。

1885年，ロンドン神経学会(註5)初代会長に選出。

1886年，ハーヴェイ協会(註6)会長に選出される。

1887年，ロンドン医学協会会長に選出される。

1889年，連合王国眼科学協会の会長に選出される。

1895年，ロンドン病院退職，同病院顧問医師(consulting physician)となる(60歳)。

1897年，第1回 Hughlings Jackson Lecture(註7)で講演。

1900年，国立病院(クイーンスクエア)の退職年齢(65歳)に達したが，功績大のためさらに5年延長。

1907年，国立病院(クイーンスクエア)で彫像を贈呈される。

1911年10月，肺炎のため死去。76歳。

註1. Apothecary。一応英和辞書によって薬剤師と訳したが，1815年施行の法律で，イングランドとウェールズでの医業開業資格を持つ人(医師)を指した。

註2. 眼底鏡は1851年，ドイツのヘルムホルツ(Helmholtz)によって発明された。

註3. 麻痺患者とてんかん患者のための国立病院 the National Hospital for the

Paralysed and Epileptic. 1859年設立。通称国立病院，あるいはクイーンスクエア。イギリス最初の神経系疾患のための専門病院。現在の名称は国立神経・神経外科病院 the National Hospital for Neurology and Neurosurgery。
註4. ロンドン病院 the London Hospital. 1740年設立。1990年に王立ロンドン病院と名称変更。
註5. 1903年，連合王国神経学会に名称変更。
註6. 体循環を発見した William Harvey(1578-1657)の名を冠したロンドン西地区の医学協会。1831年設立。
註7. ロンドン神経学会が彼の功績を讃え，彼の名を冠して開始した特別講演。

■文献
1) Critchley M : Hughlings Jackson : The man and his time. In Kennard C, Swash M(eds) : Hierarchies in neurology. A reappraisal of a Jacksonian concept. Springer-Verlag, 1989, pp11-15.
2) Critchley M, Critchley EA : John Hughlings Jackson. Father of English neurology. Oxford University Press, 1998, p48.
3) Haymaker W, Schiller F(eds) : The founders of neurology. 2nd edition, Charles C Thomas, 1970, pp456-459.
4) Head H : Hughlings Jackson on aphasia and kindred affections of speech. Brain 1915 ; 38 : 1-27.
5) Head H : Aphasia and kindred disorders of speech. Vol 1, Hafner Publishing Company, 1963, p33. 初版1926.
6) Hunter RA, Hurwitz LJ : The case notes of the National Hospital for the Paralysed and Epileptic, Queen Square, before 1900. J Neurol Neurosurg Psychiatry, 1961 ; 24 : 187-194, Figure 3.
7) York GK, Steinberg DA : An introduction to the life and work of John Hughlings Jackson. Med His Suppl 2007 ; 26 : 3-34.

和文索引

あ

アクション 9, 110, 137
　――, 意図性 143
　――の二重構造 138
　――を伴う意識消失 184
アタランス 90
アルコール摂取 49

い

インパーセプション 127
意志 72
意識 67
　――の解体段階, Ey による 191
　――の解剖学的基盤 21
　――の身体的基盤 67
　――の二重性 76
　――の微小発生論 79
意識過程と心理過程の共存の原則 1
意識欠陥 181
意識障害 60
意識消失 158, 185
　――, アクションを伴う 184
意図性 10
意図性行為障害 142
意図的なアクション 137
意味性錯語 92
閾下意識(閾値下の意識) 70
一次症候 64
一側開始けいれん(発作) 39, 152, 156
一側性筋群 39
印象 8, 31
陰性症候 47, 58
　――と陽性症候の力動関係 61
陰性要素 60

う・お

うつ病 50
運動 9, 137
　――, 中枢神経系における 36
　――の再・再表現 25
　――の再表現 24
　――の進化論 23
　――の拙劣化 147
　――の喪失 60
　――の表現 24
運動過程 23
運動性の最高位中枢 31
運動前野 25
運動中枢 23
運動表現の進化 26
オペレーション 140, 141
音韻性錯語 92

か

下意識 70, 185
仮面てんかん 171
過激唯物論 12
過剰機能 154
過程 22
回想感情 167
階層構造, 神経系の 25
解体 45
　――, 局所性 50
　――, 均一性 49
　――, 最高位中枢の 48
　――, 中枢神経系の 46
　――(の)深度 51, 188
　――(の)速度 51, 188
解体されるパーソン 188
解体状態に陥った病者 62
解剖学 6
外部環境の影響 189
学習の親近性 52
完全意識 70
喚語 116
間接症候 64
間接性の増加, 表現の 30
間接知 12
感覚(性) 8
感覚―運動過程 21, 29, 67
感覚過程 30

感覚受容系大脳の構造原理, Luria による　44
感覚性感情　8
感覚性失文法　114
感覚性の最高位中枢　32
感覚中枢　22
感覚要素　20
感じ　70
環境　61
　──の状態　101
観念　119
観念運動性失行　146
観念作用　119
観念性運動　88
観念性失行　146
顔面失行　148

き

記憶　72, 122
器質・力動論　190
機能
　──の減退　59
　──の亢進　59
　──(の)消失　59, 154
客体─命題　101
客体意識　70, 72, 75
客体性　75
客体性アクション　138
共存　2
協働　29
局在, 最高位中枢における　36
局所身体状態の影響　189
局所性解体　50
均一性解体　49
筋　23

く・け

具体的態度　116
偶発性発語　96
けいれん　155
　──, 発端　155
　──の行進　157
形態学　6
健忘失語　116, 117
健忘症　52

幻覚　62, 132
幻肢　9, 139
言語　73, 81
言語障害の3段階　91, 95
言語喪失　94
減退, 機能の　59

こ

語　87-91, 110, 137
　──と事物の関係　89
　──の進化　141
語活用　90, 91, 101
語盲　109
　──という失知覚　132
語聾　107
　──という失知覚　132
口部顔面失行　148
亢進, 機能の　59
行動　12
効果発現運動　140
鉤発作　172
構音言語　104
構音困難　95
構音失調　95
心の器官　21, 67

さ

再帰性発語　96, 103
再・再表現, 運動の　25
再認　120
再認喪失　128
再表現, 運動の　24
最下位中枢　24
最高位神経中枢解体の4段階　181
最高位神経中枢内の階層構造　179
最高位水準発作　158, 174
最高位中枢　21, 25
　──における局在　36
　──の階層　33
　──の解体　48
　──の構造　31
在庫発語　96
錯覚　62, 132
残語　96
残存進化段階　57

残存神経機能　57

し

シンボル　109-112
シンボル心像　111, 133
シンボル喪失, 陳述喪失における　131
ジェスティキュレーション　144
自然淘汰　35
肢節運動性失行　147
思考混乱　181
恣意的心像　111
視覚失認　135
自己意識　77
自動言語　103
自動性　10
自動的　21
自動的なアクション　137
失行　146
失語　50
　　—, てんかん性　160
失語症　54, 58, 104, 143
失正気　63, 177
　　—, 第1度　181
　　—, 第2度　183
　　—, 第3度　185
　　—, 第4度　186
　　—, てんかん発作後　160
　　— の4要因　187
失象徴　134
失精神　11, 186
失知覚　126
　　—, 語盲という　132
　　—, 語聾という　132
　　—, 部分　132
　　— と陳述喪失の比較　133
　　— と右半球損傷　126
　　— の具体例　129
失認　134
主体−命題　101
主体意識　70, 75
主体性　74
主体性アクション　138
『種の起源』　17
純粋語唖　107
純粋失読症　65
純粋てんかん　152

小発作　158
消失, 機能の　59
症候二重性の原理　59
象徴　109, 140
情動　72
情動言語　82
触覚性知覚　125
心像　101, 119
心像系列　131
心像喪失, 失知覚における　131
心理階層論, Freudの　79
心理学　6
『心理学原論』　5, 34
心理過程（意識）と神経過程の関係　4
心理作用　10
心理的　11
心理能力　73
心理非物質説　1
信号症候　155
神経・心理共存の原則　1
神経・心理同一説　1
神経・心理平行説　1
神経解体の3大原則　47
神経系
　　— の階層構造　25
　　— の機能単位　21
神経中枢　23
神経ネットワーク　22
神経配列　22
進化　140
　　— の3大原則　19
　　— の5大特徴　28
　　— の原則　17
進化論
　　—, Darwinの　17
　　—, Jacksonの　10
　　—, Spencerの　18
進行麻痺　50, 145

す・せ

スピーチ　82, 86
センセーション　8
せん妄　50, 64, 177
せん妄状態, 軽度　132
生存競争　35
生理学　6

制御　23
制御消失の原理　52
精神活動の解体，Ey による　190
精神自動症　163
精神的　11
専門化，運動の　29
全身体領域　32
前兆　155，162
前頭葉運動野　25

そ

組織化　20
相互調整の増加　29
相貌失認　135
創発進化　13
創発論　13
操作行為の拙劣化　145
側頭葉性表出性失文法症候群　113

た

対象の再認　128
態度　116
大脳二重表現　38
大脳半球　40
大発作　158
代償の原理　53
代表　22
脱分化　116
── ，大脳機能の　55

ち

地誌的見当障害　134
知覚　73，119
── ，触覚性　125
── と観念の違い　122
知覚過程（心像再生）の二重構造　128
知覚作用　119
知的言語　82
痴呆　186
着衣失行　134，135
中位中枢　24
中枢　22
中枢神経系の解体　46
抽象的態度　116

調整　27，29
直接症候　64
直接知　12
陳述　82，86，89，91，98，120
── における語活用の 2 段階　102
陳述欠陥　91，98，104
陳述障害　95，112，160
陳述喪失　92，104，109，142，144
── ，てんかん発作後　160
── の大脳基盤　99
陳述理解における語活用の 2 段階　103

て

てんかん　50，151
── ，一側開始　152
── ，仮面　171
── ，純粋　152
── ，発症のメカニズム　154
── ，本来性　152
── の定義，Jackson による　152
てんかん後昏睡　177
てんかん性けいれん　51
てんかん性失語　160
てんかん性複雑心理症候　163
てんかん性片麻痺　159
てんかん性マニア　171，177，178
てんかん性夢幻状態　163
てんかん性陽性心理症候　161
てんかん発作鈎群　172
てんかん発作後昏睡　185
てんかん発作後失正気　160
てんかん発作後陳述喪失　160
てんかん発作後にみられる手の拙劣症　145
てんかん発作後マニア　184
てんかん発作後麻痺　158
てんかん様発作　152
てんかん様発作後片麻痺　159
手回しオルガン症候　98
挺舌不能　146
適者生存　34，61
── の原則　123
伝導失語　117

と

投射　121

統合化，運動の　29
同一論　12
動作　137
特定化，運動の　29

な・に・ね・の

内的心理状態　101
内部進化　35
ニューロン　20, 21
ニューロン群選択説　41
二元論―相互交流論　13
二次症候　64
認知症　186
ネオジャクソニズム　190
脳作用　10

は

パントマイム　139
　――の障害　144
パントマイム・アクション　140
パントマイム性命題化能力　144
発射(性)病巣　154
　――の過剰　161
　――の疲弊　162
発語　89, 91, 98
発話　99
話す　83
反射的　21
汎神論　12
判断　72

ひ

皮質運動表現の模式，Walshe による　42
微小発生論，意識の　79
表現　22
　――，運動の　24

ふ

プロポジション　82-85
　――，Spencer の定義する　86
付帯現象論　12
部分失知覚　132
複雑化，運動の　28

複雑性　20
分化，運動の　28
文意失語　115, 117

へ・ほ

平行　2
萌芽的運動　88
発端けいれん　155
本来性てんかん(発作)　152, 156, 158

ま・み

麻痺　60, 158
幻の声　108, 109
幻の手　139
身振り表現　139
右片麻痺　160
「道迷い」症候　135

む

無意識　71, 184
無知覚　127
無認知　127
夢幻状態　165

め

命題　83
命題化　110, 120, 128, 131
命題性言語　82, 91, 100

よ

陽性症候　47, 58
陽性要素　61

り・れ

両側性筋群　39
レイヤー　33, 48, 179
レプレゼンテーション　23
れん縮　156
連合論　77
連絡脳　13

欧文索引

A

abstract attitude　116
action　9
affections of speech　95
agnosia　134
amnesic aphasia　116
anatomical substrata of consciousness　21
anatomy　6
anomia　117
Aphasie　106
Aphémie　104
apraxia for dressing　135
arbitrary image　111
asymbolia　134
ataxy of articulation　95
attitude　116
automatic　10

B

barrel organism　98
behaviour　12
bilateral muscles　39
Broca 失語　92, 107, 112, 117
——, 重度　94
Broca 領域　100, 104, 105, 141
buccofacial apraxia　148

C

center　22
cerebration　10
clumsiness of movement　147
compensation, principle of　53
concomitance　2
——, doctrine of　1
concrete attitude　116
conduction aphasia　117
confusion of thoughts　181
consciousness　67
convulsion incipient　155
convulsions beginning unilaterally　152
cooperation　29
coordination　27, 29

D

dedifferentiation　55, 116
defect of consciousness　181
defect of speech　91, 104
dementia　11, 186
differentiation　28
difficulty of articulation　95
disorientation for place　134
dissolution　45
doctrine of concomitance　1
doctrine of evolution　17
dreamy state　165
dressing dyspraxia　134
dualist-interactionist theory　13
duality of symptomatology, principle of　59

E

emergence　13
emergent evolution　13
emotional language　82
environment　61
epilepsies　151
epilepsy proper　152
epileptic aphasia　160
epileptic dream　163
epileptic hemiplegia　159
epileptic mania　171
epileptiform seizures　152
epiphenomenalism　12
evolution, doctrine of　17

F

facial apraxia　148
faculty　73
feeling of reminiscence　167

full consciousness 70

G

general paralysis 145
genuine epilepsy 152
Gesichtsapraxie 148
Gliedkinetische Apraxie 147

H

hierarchy 25
highest level fit 158, 174

I・J

ictal paralysis 175
idea 119
ideal movement 88
ideation 119
Ideatorische Apraxie 146
Ideokinetische Apraxie 146
image 101, 119
image series 131
imperception 126
impression 8
indirectness 30
insanity 177
——, first degree of 181
——, fourth degree of 186
——, second degree of 183
——, third degree of 185
integration 29
intellectual language 82
internal evolution 35
Jackson てんかん 173

L

langage articulé 104
language 81
local dissolution 50
loss of consciousness 185
—— with action 184
loss of control, principle of 52
loss of function 154
loss of images 131

loss of language 94
loss of recognition 128
loss of speech 92, 104
loss of symbols 131

M

march of convulsion 157
march of the spasm 157
masked epilepsy 171
mental 11
mental automatism 163
mentation 10
microgenesis 79
morphology 6
movement 9

N

nascent movement 88
natural selection 35
nervous arrangements 22

O

object consciousness 70
object-proposition 101
objective 75
objective actions 138
occasional utterance 96
organ of mind 21, 67
over-function 154

P

panpsychism 12
pantomimic propositionising 144
parallel 2
partial imperception 132
perception 119
physical basis of consciousness 67
physiology 6
post-epileptic insanity 160
post-epileptiform hemiplegia 159
postictal paralysis 175
process 22
projection 121

proposition　82
psychology　6
psychophysical identity　12

R

radical materialism　12
recognition　120
── of objects　128
recurring utterance　96
representation　22, 24
re-representation　24
re-re-representation　25

S

self-consciousness　77
semantic aphasia　115, 117
sensation　8
sensibility　70
sensori-motor process　21, 67
sensory　8
signal symptom　155
spasm　155
speak　83
specialization　29
spectral auditory words　108, 109
spectral hand　139
speech　82, 89
states of the environment　101
states of us　101
stock utterance　96
struggle for existence　35
subconsciousness　70
subject consciousness　70
subject-proposition　101

subjective　74
── actions　138
survival of the fittest　34
symbol-image　111

T

temporal expressive agrammatism　113
theory of neuronal group selection　41
Todd 麻痺　159

U

uncinate group of epileptic fits　172
uncinate seizure　172
unconscious　184
unconsciousness　71
under-consciousness　70
unilateral muscles　39
universal dissolution　49
utterance　89

V

verbalizing　90, 101
voluntary　10

W

warning　155, 162
Wernicke 失語　112, 117
── の視覚性言語理解障害　132
── の聴覚性言語理解障害　132
word　87, 89
── blindness　109
── deafness　107

人名索引

秋元波留夫　127, 148
井村恒郎　66
大橋博司　148, 190
濱中淑彦　127
三浦岱栄　65, 191
山田孝雄　87

A・B

Anstie, Francis E.　53, 64
Baillarger, Jules G. F.　143
Bastian, Henry C.　108
Benton, Arthur　134
Bodamer, Joachim　135
Brain, (Lord) Russel　135, 147
Broadbent, William H.　38
Broca, Pierre P.　81, 104, 105
Brown, Jason　79, 117

C

Charcot, Jean M.　173
Critchley, MacDonald　134, 199

D

Darwin, Charles R.　18, 35
Dunn, Thomas D　135

E

Eccles, John　12
Edelman, Gerald M.　41
Ey, Henri　190, 191

F

Falret, Jules　155
Ferrier, David　25
Freud, Sigmund　11, 54, 78, 134

G

Geschwind, Norman　147
Goldstein, Kurt　55, 64, 115
Gowers, William　131
Granit, Ragnar　55

H

Head, Henry　55, 113, 114, 133
Hecaen, Henry　148
Holmes, Gordon　64, 135
Hutchinson, Jonathan　151

J・K

Jasper, Herbert　174
Kleist, Karl　148
Kussmaul, Adolph　109

L

Laycock, Thomas　63
Liepmann, Hugo K.　134, 146
Locke, John　77
Luria, Alexsander R.　43

M

Monakow, Constantin von　148
Monro, Henry　63
Morgan, Lloyd　13
Munk, Hermann　133

P・R

Penfield, Wilder　174
Pick, Arnold　113
Popper, Karl　12
Ribot, Théodule Armand　191
Rivers, William H. R.　114

S

Saussure, Ferdinand de　89
Sherrington, Charles S.　55
Sittig, Otto　148
Spencer, Herbert　4, 18, 34, 45, 68, 84

T

Temkin, Owsei　173

Todd, Robert B.　159
Trousseau, Armand　106

W

Walshe, Francis M.R.　41
Werner, Heinz　79
Wernicke, Carl　81, 107, 134